GLP-1
受容体作動薬

宝の持ち腐れにしないための本

編著 弘世貴久
東邦大学医学部内科学講座
糖尿病・代謝・内分泌学分野教授

フジメディカル出版

はじめに

　2012年，私が順天堂大学から東邦大学に異動して間もないころ，GLP-1受容体作動薬について単行本を作りたい，というフジメディカル出版の宮定さんからお話があり，日本の多くの糖尿病臨床の大家の先生に執筆をお願いし，無事翌年には「もう手放せない！GLP-1受容体作動薬 ―どのような症例に，どう使うべきか？―」の発刊に漕ぎつけることができました。一定の評価をいただきましたし，専門医以外の先生方にもGLP-1受容体作動薬の有用性を広く伝えることができたと思っています。

　それから6年が過ぎ，GLP-1受容体作動薬を取り巻く環境は大きく変わりました。併用薬の縛りがなくなったことや，週1回注射で済む製剤が発売されたことなどがポイントです。

　しかし，当初よりその有用性の割に使用されていない状況は相変わらず継続し，まさに「宝の持ち腐れ」状態が続いています。その大きな原因の一つが，使用されるタイミングの問題です。どちらかというとインスリン使用患者のステップアップ，ステップダウンという局面で使われることに注目が集まり，使用する医師は糖尿病専門医に限られてしまったことにあります。

　本書をお読みいただくと，この製剤があまねく糖尿病患者を診ているすべての医師に使ってもらいたい，早い段階で使用するべき薬剤だということがおわかりいただけると思います。本書はその一点を何より多くの読者の方々にお伝えするために，執筆陣を教室員に限定し，一丸となって完成させました。GLP-1受容体作動薬を使いにくかったDPP-4阻害薬効果不十分例でもちゃんと効果があるという，当科のBOOST2研究にもご注目ください（p.37〜）。

　多くの糖尿病患者に使われてこそ生きるGLP-1受容体作動薬。「宝の持ち腐れにしないため」にどうすればよいかが，どんどん頭に入ってくる内容になったと確信しています。

2019年9月

東邦大学医学部内科学講座 糖尿病・代謝・内分泌学分野

弘世 貴久

＜謹告＞
・本書に記載されている内容は，最新のエビデンスや文献情報に基づき，著者・編者・出版社がそれぞれ慎重な検討・推敲・校正を行い作成されたものです。しかし，治療法や薬剤の適応・用法用量・有害事象情報などは，本書発刊後に変更・追加更新されることもあり，本書の著述内容は読者の個別の医療場面において最善のものであることを保証するものではありません。よって，著述内容の鵜呑みによって生じた不測の事故等に対して，著者，編者，出版社は，その責を負いかねます。
・また，本書に記載の医薬品や医療機器等の使用に際しては，必ず最新の添付文書や取扱説明書に照らしていただくことを要望します。

執筆者一覧

■編 著

弘世貴久　　東邦大学医学部内科学講座 糖尿病・代謝・内分泌学分野 教授

■執筆者 (執筆順)

内野 泰　　東邦大学医学部内科学講座 糖尿病・代謝・内分泌学分野 准教授

久永香織　　東邦大学医学部内科学講座 糖尿病・代謝・内分泌学分野

弘世貴久　　東邦大学医学部内科学講座 糖尿病・代謝・内分泌学分野 教授

佐藤源記　　東邦大学医学部内科学講座 糖尿病・代謝・内分泌学分野

宮城匡彦　　東邦大学医学部内科学講座 糖尿病・代謝・内分泌学分野 講師

渕上彩子　　東邦大学医学部内科学講座 糖尿病・代謝・内分泌学分野

芳野 弘　　東邦大学医学部内科学講座 糖尿病・代謝・内分泌学分野
　　　　　　（現：藤田医科大学医学部 認知症・高齢診療科 講師）

小林由佳　　東邦大学医学部内科学講座 糖尿病・代謝・内分泌学分野

森岡紘子　　東邦大学医学部内科学講座 糖尿病・代謝・内分泌学分野

小島原佑紀　東邦大学医学部内科学講座 糖尿病・代謝・内分泌学分野

宮下菜穂子　東邦大学医学部内科学講座 糖尿病・代謝・内分泌学分野

熊代尚記　　東邦大学医学部内科学講座 糖尿病・代謝・内分泌学分野 准教授

蛭間重典　　東邦大学医学部内科学講座 糖尿病・代謝・内分泌学分野

安藤恭代　　東邦大学医学部内科学講座 糖尿病・代謝・内分泌学分野

五十嵐弘之　東邦大学医学部内科学講座 糖尿病・代謝・内分泌学分野

鴫山文華　　東邦大学医学部内科学講座 糖尿病・代謝・内分泌学分野

蛭間真梨乃　東邦大学医学部内科学講座 糖尿病・代謝・内分泌学分野

小柴博路　　東邦大学医学部内科学講座 糖尿病・代謝・内分泌学分野

池原佳世子　東邦大学医学部内科学講座 糖尿病・代謝・内分泌学分野
　　　　　　（現：済生会横浜市東部病院 糖尿病・内分泌内科 副部長）

永嶌智子　　東邦大学医学部内科学講座 糖尿病・代謝・内分泌学分野

加藤大介　　東邦大学医学部内科学講座 糖尿病・代謝・内分泌学分野

山本絢菜　　東邦大学医学部内科学講座 糖尿病・代謝・内分泌学分野

吉川芙久美　東邦大学医学部内科学講座 糖尿病・代謝・内分泌学分野

齋藤 学　　東邦大学医学部内科学講座 糖尿病・代謝・内分泌学分野

目　次

はじめに ……………………………………………………… 弘世 貴久　　3

1. GLP-1受容体作動薬の基本

イントロダクション ……………………………………… 内野 泰　　8

①GLP-1受容体作動薬とは〜種類と分類〜 ……………………… 久永 香織　　10

②GLP-1受容体作動薬のわが国における処方状況 ………… 佐藤 源記　　16

③なぜ，これほど使われなかったかを考えよう ……………… 佐藤 源記　　20

2. ファーストインジェクションとしてのGLP-1受容体作動薬

イントロダクション ……………………………………… 宮城 匡彦　26

①注射療法のトレンド，基礎インスリン療法と比較しよう

……………………………………………………… 渕上 彩子　28

②独り勝ち，最も使われているDPP-4阻害薬と比較しよう　BOOST2

……………………………………………………… 宮城 匡彦　37

3. ほかにもたくさんある，GLP-1受容体作動薬を使う理由！

イントロダクション ……………………………………… 芳野 弘　48

①GLP-1受容体作動薬の食欲抑制作用について ………… 小林 由佳　50

②GLP-1受容体作動薬と心血管リスクについて …………… 森岡 絃子　56

③GLP-1受容体作動薬の腎保護作用 ……………………… 小島原 佑紀　61

④糖尿病患者以外に投与したら！（認知症に対する効果，抗肥満薬として）

……………………………………………………… 宮下 菜穂子　68

4. インスリン療法と絡める

イントロダクション ……………………………………… 熊代 尚記　76

①基礎インスリンへの上乗せ ……………………………… 蛭間 重典　78

②頻回注射療法からのステップダウン ……………………… 安藤 恭代　84

③配合薬への期待（IDegLira）……………………………… 五十嵐 弘之　91

5. GLP-1受容体作動薬，安全なのか？

イントロダクション…………………………………………… 鴨山 文華　98

①低血糖および消化器神経症状 ……………………………… 蛭間 真梨乃　100

②膵炎，悪性腫瘍 ……………………………………………… 小柴 博路　106

6. 症例から考えよう

イントロダクション………………………………………… 池原 佳世子　112

①経口剤との併用 …………………………………………… 永嶌 智子　114

②高齢者に在宅で（週1回製剤とデグルデク週3回療法も含めて）

………………………………………………………………… 加藤 大介　120

③肥満症例（SGLT2阻害薬やメトホルミンと絡めて，三種の神器）

………………………………………………………………… 山本 絢菜　128

④インスリンとの併用（離脱，ステップダウン，BOT強化）

………………………………………………………………… 吉川 芙久美　134

コラム

1　発売当初のGLP-1受容体作動薬に対する評価を思い起こす

……………………………………………………………… 弘世 貴久　15

2　だから，GLP-1受容体作動薬はファーストインジェクション！

……………………………………………………………… 弘世 貴久　46

3　持効型溶解インスリンとGLP-1受容体作動薬，配合剤の新しい考え方
（New Philosophy）………………………………………… 弘世 貴久　97

4　糖尿病薬大量投与は怖いのか？ ……………………… 弘世 貴久　105

5　GLP-1受容体作動薬と用量の話 ……………………… 弘世 貴久　111

6　若い医師の目の付け所は違うなあ！ ………………… 齋藤 学, 弘世 貴久　142

7　GLP-1受容体作動薬は高価な治療なのか？ ………… 弘世 貴久　143

索引 ……………………………………………………………………… 144

1.
GLP-1受容体作動薬の基本

イントロダクション

　Glucagon-like peptide-1（GLP-1）は小腸下部のL細胞から経口栄養摂取に伴い分泌され，プレプログルカゴン遺伝子の転写により29個のアミノ酸構造を持つ蛋白質である。血中に分泌されたGLP-1はdipeptidyl peptidase-4（DPP-4）によって切断され，約2分で非活性型となる。GLP-1受容体作動薬（GLP-1RAs）は2005年から臨床応用され，血糖値低下作用のみならず膵外作用も確認され，その総和としての臨床的転帰を改善することが証明されている。

　GLP-1RAsの主たる作用機序は，①インスリン分泌能の改善，②消化管運動抑制，③インスリン拮抗ホルモンの抑制作用，④摂食低下と中枢を介した体重抑制効果，と考えられている。その理由としては，GLP-1受容体の発現が膵島のみならず，胃，十二指腸，膵外分泌腺，脳幹，視床下部，海馬，心臓，肺，腎臓など，全身に及ぶことによる。

　近年，GLP-1は大脳弧束核からも分泌が確認され，視床下部腹内側核を中心としたエネルギー中枢のGLP-1受容体を介し，体重変化に関与している。しかし，GLP-1RAsの血糖値降下作用に最も寄与しているのは，②の消化管運動の抑制と考えられる。この効果は血漿GLP-1濃度が生理学的濃度の25pmol/L程度から認められ，用量依存性を示す。

Introduction

I GLP-1受容体作動薬の基本

内野 泰

他の①，③，④の作用には，薬理量の濃度がいずれも必要である。その上で開発されたGLP-1RAsは，生理的濃度の数十倍で作用するため，①〜④のすべての作用点に有効に機能する。

　本邦では注射製剤（daily, weekly）を中心に臨床利用されているが，今後は経皮吸収剤や経口製剤の開発の可能性も出てきている。

①GLP-1受容体作動薬とは
〜種類と分類〜

久永 香織

　グルカゴン様ペプチド-1（GLP-1）受容体作動薬は，DPP-4阻害薬と同様にインクレチン関連薬に分類される薬剤である。インクレチンは，インスリン分泌をブドウ糖濃度依存性に増強させる消化管ホルモンの総称で，そのうちの一つにGLP-1がある。GLP-1は食事による脂質や糖質の刺激により，小腸下部から大腸にかけて存在するL細胞から速やかに血中に分泌され，膵β細胞膜上に発現するGLP-1受容体に結合し，ブドウ糖濃度依存性にインスリン分泌を促進して血糖値を低下させる。また，GLP-1は，血糖値が高い場合に膵α細胞により産生されるグルカゴンの分泌を抑制することも知られている（図1）。

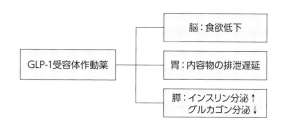

図1 GLP-1受容体作動薬の機序

● GLP-1受容体作動薬の分類

　GLP-1受容体作動薬はGLP-1受容体に結合し，受容体のシグナルによりインクレチン作用などの生理活性を発揮し，DPP-4に対して抵抗性を有する構

①GLP-1受容体作動薬とは〜種類と分類〜

造である必要がある。GLP-1受容体作動薬は作用時間の長さから，短時間作用型と長時間作用型に大別される（**表1**）[1]。

　短時間作用型は，膵臓からのインスリン分泌を促進し，消化管に作用して食物が胃から小腸へ送られるのを遅らせ，食後血糖の改善に寄与する。長時間作用型は，作用時間が長くなることで消化管への作用に慣れが生じ，食後血糖の改善効果が減弱すると考えられているが，空腹時血糖の改善効果に優れている（**表1**）[1]。

　短時間作用型にはエキセナチド（バイエッタ®），リキシセナチド（リキスミア®）が，長時間作用型にはリラグルチド（ビクトーザ®），エキセナチド持続性注射剤（ビデュリオン®），デュラグルチド（トルリシティ®アテオス®）が含まれる。

表1 GLP-1受容体作動薬の特性

一般名	商品名	用法（適応）	1日の使用量	血中半減期（時間）	作用時間（時間）	1筒中の含有量
エキセナチド	バイエッタ®	・SU薬と併用 ・SU薬+BG薬と併用 ・SU薬+TZD薬と併用	1回5μg，朝夕食前60分以内に皮下注射。1回10μg1日2回に増量可	1.35 (5μg) 1.30 (10μg)	8	300μg
リキシセナチド	リキスミア®	・2型糖尿病	20μgを1日1回朝食前に皮下注射	2.12 (10μg) 2.45 (20μg)	15	300μg
リラグルチド	ビクトーザ®	・2型糖尿病	0.9mgを1日1回朝または夕に皮下注射。1日1.8mgまで増量可	14〜15	>24	18mg
持続性エキセナチド注射剤	ビデュリオン®	・SU薬と併用 ・BG薬と併用 ・TZD薬と併用 ・SU薬+BG薬と併用 ・SU薬+TZD薬と併用 ・BG薬+TZD薬と併用	2mgを週に1回，皮下注射	徐放製剤のため該当データなし	持続性製剤のため該当データなし	2mg
デュラグルチド（遺伝子組換え）	トルリシティ®アテオス®	・2型糖尿病	0.75mgを週に1回，皮下注射	108	持続性製剤のため該当データなし	0.75mg

（文献1より引用改変）

各製剤の特徴

1. エキセナチド (バイエッタ®)

　エキセナチドは，米国南西部の砂漠地帯に生息するアメリカオオトカゲ（毒トカゲ）(**写真1**) の唾液腺から抽出されたペプチドexendin-4を人工合成したものである。アメリカオオトカゲは獲物に噛みつくと下顎の毒腺からの毒液が傷から入り，呼吸中枢を麻痺させる。しかし，アメリカオオトカゲは大きな獲物を飲み込んでも血糖は全く上昇しない。これは口に餌が入った途端にexendin-4を分泌して膵臓に信号を送り，早めにインスリンを分泌する準備をして血糖値を上げない仕組みになっているためであると考えられる。

　Exendin-4は39個のアミノ酸からなり，ヒトGLP-1のアミノ酸配列と53%の相同性を有し，GLP-1受容体に結合してGLP-1と同様の生理活性を発揮する。N端から2番目のアミノ酸がグリシン（GLP-1はアラニン）であるためにDPP-4抵抗性であり，皮下注射後の半減期が長いのが特徴である。ただし，嘔気の副作用が強く，GLP-1との相同性が低いことから抗体が産生されやすいという欠点も有している。その欠点を克服するために作られたのが，次に紹介するGLP-1誘導体のリラグルチドである。

　なお，2型糖尿病の患者において本剤の単独投与は認められていない。食事・運動療法に加えてスルホニル尿素薬（SU薬）単独療法，SU薬とビグアナイ

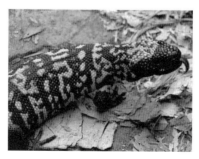

写真1　アメリカオオトカゲ

ド薬の併用療法，SU薬とチアゾリジン薬の併用療法を行っても十分な血糖改善効果がみられない場合に限り適応となる。用法は1回5μgを1日2回から開始し，効果が不十分な際には1回10μgまで増量可能である。

2. リラグルチド（ビクトーザ®）

GLP-1の34位をアルギニンに置換し，26位リジンに N-パルミトイル-グルタミン酸を付加した構造を有している。皮下投与されたリラグルチドは，血漿蛋白質結合率が高く，注射部位からの吸収が緩徐であり，さらにDPP-4による代謝に対し安定であるため，血中半減期は14〜15時間と長くなる。リラグルチドはGLP-1のアミノ酸配列が98%温存されているため，抗体は出現しにくい。

2型糖尿病患者において，食事・運動療法で十分な血糖改善効果がみられない場合，単独療法に加え，すべての経口血糖降下薬およびすべてのインスリン注射との併用が可能である。リラグルチドは投与量を，0.3mg，0.6mg，0.9mgと徐々に増量することで，嘔気症状などの副作用の発現が生じにくくなっている。

3. 持続性エキセナチド注射剤（ビデュリオン®）

バイエッタ®は2型糖尿病において1日2回の注射が必要であったが，ビデュリオン®は週1回製剤である。エキセナチドがポリマーからなる「マイクロスフェア」という合成高分子微粒子に包埋されたもので，ポリマー粒子の表層放出，水和，拡散，分解，浸食といった過程で，水と二酸化炭素に分解されながら，1週間以上の長期にわたり薬物を放出する。注射部の皮下に硬結ができやすいが徐々に消失していく。

4. リキシセナチド（リキスミア®）

リキシセナチドは，エキセナチドのアミノ酸配列C末端にさらに複数のリジンを付加した構造となっている。そのため，エキセナチドよりも血中の安定性が向上している。血中半減期は2.45時間に延長し，作用時間は約15時間である。2016年から単独療法に加えてすべての経口糖尿病治療薬およびインスリン製剤との併用療法が可能となり，基礎インスリンに加えて，食後血糖

値の改善を目指しリキスミア®を併用する治療法も可能となった。

5. デュラグルチド（トルリシティ®アテオス®）

　天然型GLP-1との相同性が約90%の改変GLP-1アナログ領域と，改変ヒト免疫グロブリンG4-fc領域が小型のペプチドリンカーで共有結合した融合蛋白である。GLP-1アナログ領域が，GLP-1受容体と結合する。GLP-1に分子量の大きなヒト抗体をつけることで，腎排泄を受けにくくしているため1週間の効果が得られる。

　既存のエキセナチドの週1回投与製剤は，投与時に薬剤の懸濁をさせる必要があり太い注射針を使用していたが，デュラグルチドでは細い注射針となり，薬剤調整が不要となっている。注射器の内部に1回分の注射液が充填された使い捨てのコンビネーション医薬品であり，訓練せずに簡単に使用できる。また，注射の時間帯も週1回，朝昼晩いつでも0.75mg注射するだけでよい。製品のデバイスの名前（アテオス®）の通り「あてておすだけ」であり，単位調節も必要ないため，非常に注射しやすい。

　GLP-1受容体作動薬は血糖降下作用を狙っての使用はもちろんであるが，食欲抑制（長期間の使用では消化管の運動抑制効果が減弱するタキフィラキシーは生じうる）や体重減少といった作用に期待しての使用も行われる。従来の経口血糖降下薬とは一味違う薬である。

　また，GLP-1受容体作動薬は，血糖依存的に血糖降下作用を示す作用機序から低血糖症状を起こしにくいと考えられており，超高齢社会において大いに期待される薬剤といえるだろう。認知機能の低下が目立ち，インスリン製剤の使用がためらわれるような高齢者にも使いやすい。また，週1回の製剤も使用可能であり，独居の高齢者であっても週一度の訪問看護の日や，家族の来られる日に注射を打つなどの使い方もできる。今後，ますます使用が拡大していくと考えられる。

参考文献

1) 日本糖尿病学会編著：糖尿病専門医研修ガイドブック 改訂第7版，東京，診断と治療社，2017，pp262-268

コラム 1

発売当初のGLP-1受容体作動薬に対する評価を思い起こす

　それまで糖尿病の注射剤と言えばインスリンでした。ですからGLP-1受容体作動薬という注射剤の発売は糖尿病の専門医にとってもとても新鮮！でした。しかし，効果のほどはよくわからないというのが本当のところでした。

　でも，「注射剤」だから強力というイメージが付きまといますよね。あるメーカーのパンフレットには，糖尿病の病態から「根こそぎ」治すというイメージの絵が描いてあって，まるでそれは「インスリン」に代わる治療という誤解を与えるものとも私には思えました。実際にインスリンからの切り替えとして使われることがかなり多くて，学会などでも成功例が多く発表されていました。でも，何か嫌な予感がしていました。

　そんな予感が的中，インスリンからの切り替えで死亡例が報告されたのです。それ以降GLP-1受容体作動薬の市場が一気にしぼんだように思えました。注射とはいえインスリンの代替ではないことは初めからわかっていたのに，新しい注射剤フィーバーからちょっとオーバーランしてしまったのでしょう。

　現在，大きな注目を集めているSGLT2阻害薬は，その轍を踏まないように慎重に使用開始したのが正解だったかもしれませんね。

弘世 貴久

②GLP-1受容体作動薬の
わが国における処方状況

佐藤 源記

GLP-1受容体作動薬の処方状況

　2005年，世界初のGLP-1受容体作動薬としてエキセナチド（バイエッタ®）が米国で発売された。一方，日本では初のGLP-1受容体作動薬としてエキセナチドに先駆けて，リラグルチド（ビクトーザ®）が2010年6月に発売開始された。それ以降，週1回投与製剤を含め様々なGLP-1受容体作動薬が上市され，現在日本では5種類のGLP-1受容体作動薬が使用可能である（**表1**）。

　図1は日本国内の2型糖尿病患者における治療法の内訳を示したものである。リラグルチドが上市されてから2年後の2012年では，GLP-1受容体作動薬は全体の2％程度を占めるに過ぎなかった。しかし，2015年以降は増加し，2017年には全体の4.1％を占めるまでにシェアが拡大している。これは，同じ注射製剤であるインスリンの割合が年々減少しているのとは対照的である。

表1 各GLP-1受容体作動薬の用法と発売年月

GLP-1受容体作動薬	用法	発売年月
リラグルチド（ビクトーザ®）	1日1回	2010年6月
エキセナチド（バイエッタ®）	1日2回	2010年12月
持続性エキセナチド（ビデュリオン®）	週1回	2013年5月
リキシセナチド（リキスミア®）	1日1回	2013年9月
デュラグルチド（トルリシティ®）	週1回	2015年9月
セマグルチド（オゼンピック®）	週1回	薬価未収載

②GLP-1受容体作動薬のわが国における処方状況

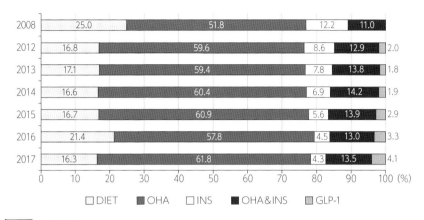

図1 2型糖尿病の治療法の変化
DIET：食事療法，OHA：経口血糖降下薬，INS：インスリン
(糖尿病データマネジメント研究会 2017年基礎集計資料より)

処方数増加の背景

　このようにGLP-1受容体作動薬の処方数が増加している背景には，いくつかの要因が考えられる。

　一つは，GLP-1受容体作動薬の臨床的な有効性が大規模臨床研究で証明されたということである。GLP-1には，増幅経路を介した膵β細胞からのインスリン分泌促進，膵α細胞でのグルカゴン分泌抑制といった膵内作用を介しての血糖改善効果が認められるほか，脂質・血圧・肥満などの動脈硬化促進因子の改善[1,2]，抗炎症や抗酸化などの膵外作用[3]も認められており，細小血管症のみならず，大血管症の発症・進展予防効果が当初より期待されていた。数々の糖尿病治療薬に細小血管症抑制のエビデンスが集積されている一方で，大血管症の抑制効果を証明できている薬剤は限られている。その中で，リラグルチドを対象としたLEADER試験[4]，セマグルチドを対象としたSUSTAIN 6試験[5]において，3-point MACE（major adverse cardiovascular event：非致死性心筋梗塞，非致死性脳卒中，心血管死）の抑制効果が証明された。その一方で，インクレチン関連薬であるDPP-4阻害薬には現状，大血管症の有意

1. GLP-1受容体作動薬の基本

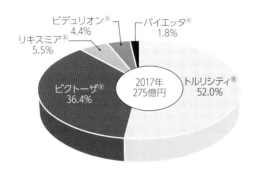

図2 各GLP-1受容体作動薬の市場における売り上げ割合
(医薬品市場へのアクセス 2018 より転載, TESTA MARKETING 調べ)

な抑制効果は示されていない。これは、同じインクレチン製剤の中でもGLP-1受容体作動薬を優先的に使用する根拠となる結果である。

　処方数増加のもう一つの要因としては、週1回投与製剤の台頭と、デバイスの進歩が挙げられる。図2は2017年における各GLP-1受容体作動薬の売り上げ割合を示したものだが、週1回投与製剤であるデュラグルチド（トルリシティ®）が約半数を占めていることがわかる。注射製剤の導入として「週1回投与」は受け入れやすいものであり、処方する医師も患者に提案しやすい。また、同剤は針の装着や薬剤の装填、単位の設定が不要であり、同じ注射製剤であるインスリンに比べて取り扱いが簡便である。デバイスの使いやすさも患者のアドヒアランスに大きく影響し、処方継続につながっているものと考える。

今後のGLP-1受容体作動薬の展望

　2018年に、米国糖尿病学会と欧州糖尿病学会による成人2型糖尿病患者の血糖管理に関するコンセンサスレポートが改訂された[6]。今回の改訂には、GLP-1受容体作動薬およびSGLT2阻害薬の心血管あるいは腎イベント抑制効果を示した大規模臨床試験の結果が反映されている。すなわち、メトホルミンを第一選択薬とすることは踏襲しながら、アテローム性動脈硬化症（ASCVD）や

心不全・慢性腎臓病（CKD）を合併している場合には，その併用薬（第二選択薬）としてGLP-1受容体作動薬かSGLT2阻害薬が推奨されるようになった。

　具体的には，ASCVD合併例ではGLP-1受容体作動薬あるいはSGLT2阻害薬のいずれかを第二選択薬とし（両剤は同等に推奨），心不全あるいはCKDの合併例ではSGLT2阻害薬を優先的に使用し，腎機能などによってSGLT2阻害薬の効果が期待できない場合はGLP-1受容体作動薬を使用することが推奨されている。

　一方で根拠の一つとなったLEADER試験に使用されたリラグルチドの海外用量は1.8mgで，日本の承認最大用量の0.9mgとは異なるため，日本人にそのままエビデンスを適応できるかに関しては疑問がある（※その後本邦でも，2019年5月22日より最高用量0.9mg/日で効果不十分な場合には最高1.8mg/日まで増量することが可能となった）。現時点で，日本のガイドラインには上記内容は反映されていない。しかし，今後コンセンサスレポートのみでなく，各国のガイドラインに同内容が反映されれば，日本でもますます処方数は増加すると予想される。日本人を対象としたGLP-1受容体作動薬のエビデンスがより集積されれば，糖尿病治療薬の勢力図は大きく変貌するかもしれない。

参考文献

1) Li L et al: Liraglutide prevents hypoadiponectinemia-induced insulin resistance and alterations of gene expression involved in glucose and lipid metabolism. Mol Med 17: 1168-1178, 2011
2) Hirata K et al: Exendin-4 has an anti-hypertensive effect in salt-sensitive mice model. Biochem Biophys Res Commun 380: 44-49, 2009
3) Liu H et al: A long-acting glucagon-like peptide-1 analogue attenuates induction of plasminogen activator inhibitor type-1 and vascular adhesion molecules. J Endocrinol 201: 59-66, 2009
4) Marso SP et al: Liraglutide and Cardiovascular Outcomes in Type 2 Diabetes. N Engl J Med 375: 311-322, 2016
5) Marso SP et al: Semaglutide and Cardiovascular Outcomes in Patients with Type 2 Diabetes. N Engl J Med 375: 1834-1844, 2016
6) Davies MJ et al: Management of Hyperglycemia in Type2 Diabetes, 2018. A Consensus Report by the American Diabetes Association(ADA) and the European Association for the Study of Diabetes(EASD). Diabetes Care 41: 2669-2701, 2018

③なぜ，これほど使われなかったかを考えよう

佐藤 源記

　GLP-1受容体作動薬の処方数は近年増加しているものの，糖尿病治療薬全体においてそのシェアは未だ10%にも満たない。これほど有用な薬剤がなぜ，これまであまり使われてこなかったのだろうか。本項ではその理由について考察していく。

DPP-4阻害薬の影響

　インクレチンとは，経口摂取した栄養素に応答し消化管から分泌され，血糖依存的にインスリン分泌を促進する消化管ホルモンの総称である。現在までにインクレチンとして確認されているのは，GIP（gastric inhibitory polypeptide）とGLP-1であり，膵β細胞のGIP受容体・GLP-1受容体にそれぞれ結合し，細胞内cAMP濃度上昇を介してインスリン分泌における増幅経路を活性化させる。GIPやGLP-1は分泌後DPP-4（dipeptidyl peptidase-4）により急速に分解され生理活性を失うが，このDPP-4活性を阻害し，GIP，GLP-1の不活性化の抑制によって血糖降下作用を発揮する薬剤がDPP-4阻害薬である。

　日本で初めて発売されたDPP-4阻害薬は，2009年12月に発売されたシタグリプチンである。その後各社から様々なDPP-4阻害薬が発売され，現在国内では9種類のDPP-4阻害薬（シタグリプチン，ビルダグリプチン，アログリプチン，リナグリプチン，テネリグリプチン，アナグリプチン，サキサグリプチン，トレラグリプチン，オマリグリプチン）が使用可能となっている。

　DPP-4阻害薬は単剤使用の場合，低血糖リスクが低く，体重増加を来しにくい。また，特にアジア人の非肥満2型糖尿病では欧米白人に比して有効性

③なぜ，これほど使われなかったかを考えよう

が高いことが報告されており[1]，日本国内でも発売後急速にシェアを拡大した。近年ではSGLT2阻害薬やGLP-1受容体作動薬の処方数増加により，全体に占める処方割合は減少傾向にあるものの，DPP-4阻害薬は現在，経口血糖降下薬の中で最多の処方数を占めている（図1）。

年次 薬効	2015年 販売高	シェア	2016年 販売高	シェア	2017年 販売高	シェア	2018年（見込）販売高	シェア
	億円	%	億円	%	億円	%	億円	%
DPP-4阻害薬	2,217	50.0	2,129	46.8	2,108	43.2	2,025	39.8
インスリン製剤	745	16.8	714	15.7	711	14.6	700	13.8
SGLT2阻害薬	148	3.3	324	7.1	509	10.4	741	14.6
配合薬	170	3.8	264	5.8	352	7.2	410	8.1
α-グルコシターゼ阻害薬	397	9.0	338	7.4	319	6.5	280	5.5
GLP-1受容体作動薬	121	2.7	172	3.8	275	5.6	345	6.8
ビグアナイド薬（BG薬）	186	4.2	160	3.5	165	3.4	145	2.9
スルホニル尿素薬（SU薬）	131	3.0	140	3.1	146	3.0	153	3.0
インスリン抵抗性改善薬	141	3.2	127	2.8	126	2.6	124	2.4
速効型食後血糖降下薬	108	2.4	118	2.6	115	2.4	112	2.2
糖尿病合併症治療薬	67	1.5	61	1.3	53	1.1	47	0.9
合　計	4,431	100.0	4,547	100.0	4,878	100.0	5,083	100.0

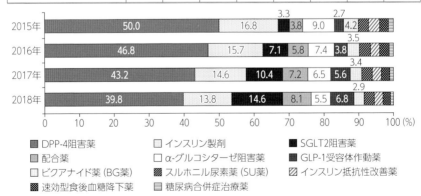

図1 薬効別市場規模推移

(医薬品市場へのアクセス2018より転載，TESTA MARKETING 調べ)

GLP-1受容体作動薬とDPP-4阻害薬はいずれもGLP-1受容体を介した作用を有しており，両剤を併用した際の有効性や安全性は確立されていない。したがって，既にDPP-4阻害薬を使用している患者に対しGLP-1受容体作動薬を導入するためには，DPP-4阻害薬からの切り替えが必要となる。DPP-4阻害薬からGLP-1受容体作動薬へ切り替えることで，血糖値が改善し，体重も有意に減少することが報告されているが[2]，実際には同じインクレチン関連薬同士での切り替えを行うより，インスリンを含めた他剤を併用するケースも多く，DPP-4阻害薬を既に導入されているということがGLP-1受容体作動薬の処方数増加に歯止めをかけている可能性は十分考えられる。

また，GLP-1受容体作動薬は心血管リスクの高い症例に対して，今やメトホルミンに次ぐ第二選択薬として推奨されているが，2018年のコンセンサスレポートが発表される前までは，第二選択薬としてSU薬，チアゾリジン薬，DPP-4阻害薬，SGLT2阻害薬，GLP-1受容体作動薬，インスリンはすべて同等の推奨度であった。その中で，同じインクレチン関連薬であるDPP-4阻害薬とGLP-1受容体作動薬のどちらを選択するか検討する場合，どうしても経口剤と注射剤という剤形の違いが比較されてしまう。「注射」には未だネガティブなイメージを持っている患者が多い。「インスリン＝糖尿病治療の最終手段」という誤解が根強く残っているのと同様に，同じ注射製剤であるGLP-1受容体作動薬の使用に関してもしばしば患者は後ろ向きで，「まずは経口剤を試してみて，それでもうまくいかなければ注射を検討したい」という希望から，GLP-1受容体作動薬の導入は遅れてしまいやすい。一方で経口剤であるDPP-4阻害薬は患者から受け入れられやすく，GLP-1受容体作動薬より先に導入されやすい。この剤形の違いは両剤の処方数の差に大きく影響しているものと考えられる。

このように，同じインクレチン関連薬でありながら，DPP-4阻害薬とGLP-1受容体作動薬の処方数には未だ大きな差がある。しかし，GLP-1受容体作動薬にはDPP-4阻害薬より強力な血糖降下作用，体重減少作用，3 point MACE（major adverse cardiovascular event：非致死性心筋梗塞，非致死性脳卒中，心血管死）の有意な低下[3,4]，腎保護作用[5]が認められており，今後はDPP-4阻害薬との差別化が進むものと考えられる。

③なぜ，これほど使われなかったかを考えよう

 副作用への懸念

　新規薬剤の使用を検討する際，未知の副作用や長期使用の安全性が担保されていないことへの懸念は少なからず生じる。これまでGLP-1受容体作動薬の副作用に関しては様々な報告がなされてきたが，安全性への不安は少なからず処方状況に影響するため，いくつか紹介したい。

　まず，関連性が注目されている問題に，膵炎・膵がんが挙げられる。GLP-1受容体は膵外分泌腺にも発現しており，慢性的かつ過剰なGLP-1受容体刺激により膵炎を来し，最終的には膵がんリスク上昇につながるという仮説が動物モデルから提唱され[6]，これを支持するデータも報告されている[7]。膵炎・膵がんは時に致死的な転帰を辿るため，GLP-1受容体作動薬を使用する際の大きな不安要素となった。

　しかし，これまで様々な報告がなされるなかで，GLP-1受容体作動薬を含むインクレチン関連薬が膵炎リスクを上昇させるとした報告はわずかである。2016年11月までに発表されたRCT（randomized controlled trial）のメタ解析では，GLP-1受容体作動薬の使用と膵炎・膵がん発症との間に明確な関連性は認められなかったと報告されている[8]。現時点では膵炎・膵がんを過度に懸念し使用を控える必要性は乏しいと考えるが，今後も慎重な経過観察が求められる。

　また，血糖降下薬を使用する際に必ず懸念されることは低血糖である。GLP-1受容体作動薬に関しては，SU薬との併用時に注意が必要である。SU薬は惹起経路の活性化により血糖値非依存性にインスリン分泌を増加させ，増幅経路を活性化させるGLP-1受容体作動薬との併用で相乗効果が期待できるが，その一方で重症低血糖の危険性は高くなる。そのため，SU薬とGLP-1受容体作動薬を併用する際には，あらかじめSU薬を減量することが推奨されている。また，インスリンとの併用時にも低血糖リスクは上昇するため，注意が必要である。一方で，GLP-1受容体作動薬を単独で使用する場合には，血糖値依存性である増幅経路のみ活性化されるため，低血糖リスクは非常に少ない。実際，通常用量の80倍にあたるリラグルチド72mgを自殺目的に使用した症例においても，低血糖は来なかったと報告されている[9]。

1. GLP-1受容体作動薬の基本

　日本国内のGLP-1受容体作動薬使用例において，糖尿病ケトアシドーシスの発症が報告されている。死亡例の報告も含まれており，日本糖尿病学会から注意喚起がなされたが，そのほとんどがインスリンからの切り替え例であった。GLP-1受容体作動薬はインスリンの代替とならないため，GLP-1受容体作動薬を導入する際には，患者の内因性インスリン分泌能を把握し，インスリン依存状態の場合には絶対にインスリンを中止しないことが肝要である。

　また，GLP-1受容体作動薬との関連が否定できない有害事象として腸閉塞が知られている。腹部手術歴や腸閉塞既往のある患者で認められることが多く，既往歴の確認が重要である。現時点では因果関係は不明であるが，GLP-1受容体作動薬使用中の患者が高度の便秘，腹部膨満感，持続する腹痛や嘔吐などの症状を呈した場合には，腸閉塞を疑い投与を中止する。

　胃腸障害は，多くの臨床試験で最も高頻度に報告された有害事象である。DPP-4阻害薬は活性型GLP-1と活性型GIP濃度を数倍上昇させるのに対し，GLP-1受容体作動薬は活性型GLP-1濃度を数十倍に上昇させるため，様々な膵外作用を発揮する。その中の一つに胃排泄遅延効果が挙げられ，食後高血糖抑制や食欲抑制効果の一翼を担っているが，嘔気・嘔吐などの消化器症状を呈する症例も多い。開始後時間が経過することで症状は軽減されるが，糖尿病胃不全麻痺や逆流性食道炎など，消化器症状を有する症例に使用する際には注意が必要である。

　その他，GLP-1受容体作動薬と胆石症の関連性も指摘されている[8]。GLP-1がCCK（cholecystokinin）を抑制することで，胆嚢収縮と胆汁酸排泄を抑制することが，想定される機序の一つとして報告されている[10]。

高額な薬価

　表1に各GLP-1受容体作動薬の薬価を示した。使用量の関係で単純な比較はできないが，1本あたりの薬価はインスリンよりも高額である。実際，医療費を少しでも抑えたいという希望から，GLP-1受容体作動薬の導入が行えないケースにしばしば遭遇する。薬価が低額に見直されれば，少なからず処方数増加に寄与するものと考えるが，現状では無視できない問題の一つである。

③なぜ，これほど使われなかったかを考えよう

表1 各GLP-1受容体作動薬の薬価

薬剤名	薬価 (円)
リラグルチド (ビクトーザ®)	10,245円
エキセナチド (バイエッタ®)	9,937円
リキシセナチド (リキスミア®)	6,798円
持続性エキセナチド (ビデュリオン®)	3,586円
デュラグルチド (トルリシティ®)	3,462円

2018年11月時点

参考文献

1) Kim YG et al: Differences in the glucose-lowering efficacy of dipeptidyl peptidase-4 inhibitors between Asians and non-Asians: a systematic review and meta-analysis. Diabetologia 56: 696-708, 2013
2) Bailey TS et al: Efficacy and safety of switching from sitagliptin to liraglutide in subjects with type 2 diabetes (LIRA-SWITCH): a randomized, double-blind, double-dummy, active-controlled 26-week trial. Diabetes Obes Metab 18: 1191-1198, 2016
3) Marso SP et al: Liraglutide and Cardiovascular Outcomes in Type 2 Diabetes. N Engl J Med 375: 311-322, 2016
4) Marso SP et al: Semaglutide and Cardiovascular Outcomes in Patients with Type 2 Diabetes. N Engl J Med 375: 1834-1844, 2016
5) Mann JFE et al: Liraglutide and Renal Outcomes in Type 2 Diabetes. N Engl J Med 377: 839-848, 2017
6) Butler PC et al: A critical analysis of the clinical use of incretin-based therapies: are the GLP-1 therapies safe? Diabetes Care 36: 2118-2125, 2013
7) Faillie JL et al: Incretin based drugs and risk of acute pancreatitis in patients with type 2 diabetes: cohort study. BMJ 348: g2780, 2014
8) Monami M et al: Safety issues with glucagon-like peptide-1 receptor agonists (pancreatitis, pancreatic cancer and cholelithiasis): Data from randomized controlled trials. Diabetes Obes Metab 19: 1233-1241, 2017
9) Nakanishi R et al: Attempted suicide with liraglutide overdose did not induce hypoglycemia. Diabetes Res Clin Pract 99: e3-4, 2013
10) Rehfeld JF et al: Cholecystokinin secretion is suppressed by glucagon-like peptide-1: clue to the mechanism of the adverse gallbladder events of GLP-1-derived drugs. Scand J Gastroenterol 53: 1429-1432, 2018

2.
ファーストインジェクションとしての GLP-1受容体作動薬

イントロダクション

　大血管障害を含めた長期の糖尿病合併症リスクを低減するべく，日本を含め欧米のガイドラインは，目標HbA1c値へ下げる段階的治療の一部として早期の注射療法を推奨している。2型糖尿病に対し経口剤を2剤・3剤と併用してもHbA1c＜7%に達しない効果不十分例に対する追加治療として，早い段階での単回注射療法が選ばれる。標準的な基礎インスリンを補充する治療，いわゆるBOT（Basal-supported Oral Therapy）を選択することが多かった。実際のところ，主に糖尿病専門医がインスリン導入し，非専門医では低血糖のおそれや用量調節の課題があり広く用いられていないのが現状だと感じる。

　2型糖尿病に用いられる空腹時血糖値を改善させる注射治療として，中間型インスリン製剤の後に登場したアナログ製剤のインスリングラルギンは2003年に，GLP-1受容体作動薬は2010年に上市された。なぜBOTを選択してしまうかを改めて考えてみると，専門医としても確実に空腹時血糖値を低下させられるもの，発売時期が早く使い慣れているもの，という先入観で選んでしまうことが原因しているように思う。

　これら注射剤の効果の違いはどうなのか？　GLP-1受容体作動薬と基礎インスリンを比較した臨床的有効性と安全性は，本章で取り上げ

2 ファーストインジェクションとしてのGLP-1受容体作動薬

宮城 匡彦

ているような海外の試験で報告され，いくつかのメタアナリシスで評価されている。しかしながら，欧米の試験やメタアナリシスは，メトホルミンを代表とした経口剤に補助的・追加的な使用という点で，経口剤で不十分な後のGLP-1受容体作動薬治療は，基礎インスリン治療の代替案であると考慮されている。

　本邦ではDPP-4阻害薬は非専門医にも幅広く受け入れられ，使用頻度は70%にも及んでいる。単剤では低血糖の心配がなく，末期腎不全でも使用できるという点で受け入れられていることと思う。DPP-4阻害薬とGLP-1受容体作動薬はどちらもインクレチン関連薬に属しており，併用が認められていない。インクレチン関連薬同士は補助的・追加的な使用ができず，切り替えが必要になる。インクレチン関連薬の経口剤の効きが悪いなか，注射剤に切り替えて果たして効くのか？　基礎インスリンに劣るのか？　我々の試験結果が出るまでは甚だ疑問であった。

　本章では『ファーストインジェクションとしてのGLP-1受容体作動薬』と題し，欧米のガイドラインの動向，海外で行われた試験やメタアナリシス，本邦で行われた試験および我々が行った試験などについて解説していく。

①注射療法のトレンド，
基礎インスリン療法と比較しよう

渕上 彩子

● 最近のGLP-1受容体作動薬と基礎インスリン療法の位置付け

　糖尿病治療は年々変化している。GLP-1受容体作動薬は注射製剤でありながら，新たな週1回製剤の発売も予定されており，近年，EMPA-REG OUTCOME試験をはじめ大規模臨床研究が次々に発表されているSGLT2阻害薬と並び，糖尿病治療薬の中で優先度が上昇している薬剤である。

　2018年に発表されたADA/EASDのコンセンサス[1]では，さらに細分化された治療指針が示された。注射製剤では，インスリンよりもGLP-1受容体作動薬の使用が明確に推奨された。確定された動脈硬化性心血管疾患（ASCVD），慢性腎臓病（CKD）の有無で大別化され，ASCVDが優勢と考えられる場合はGLP-1受容体作動薬の使用が推奨される。心不全，CKDが優勢である場合はSGLT2阻害薬を優先とし，SGLT2阻害薬が使用できない場合はCKDへのベネフィットが証明されているGLP-1受容体作動薬の使用が推奨されている。確定されたASCVD，CKDがない場合は，低血糖症を最小化する必要のある症例，体重増加を最小にする，もしくは減少を促進する必要性がある場合に選択肢の一つとなる。GLP-1受容体作動薬を使用してもHbA1c値が目標に達成しない場合，他の経口血糖降下薬を追加しコントロールを行う。それでも目標に達しない場合は，基礎インスリン療法を検討する。

　以前のADA/EASDのコンセンサスと比較すると，基礎インスリン療法も他の治療薬と並列の選択肢であったが，現在ではコントロール不良例に追加することが示唆されている。ELIXA（Evaluation of Lixisenatide in Acute Coronary Syndrome）試験，LEADER（Liraglutide Effect and Action in Diabetes:

Evaluation of Cardiovascular Outcome Results）試験, SUSTAIN（Semaglutide Unabated Sustainability in Treatment of Type 2 Diabetes）試験等の発表により, GLP-1受容体作動薬は基礎インスリン療法と比較すると治療薬選択の優先度は上昇したと考えられる. しかし, これはADA/EASDのコンセンサスであり, 日本糖尿病学会が刊行している『糖尿病治療ガイド2018-2019』[2]では依然明確な治療指針が示されていないのが実情である.

GLP-1受容体作動薬と基礎インスリン療法を比較したメタアナリシス

では, 実際にGLP-1受容体作動薬と基礎インスリン療法を比較するとどのような結果となるのか, 比較検討した研究は数多く発表されている. メタアナリシスも発表されており[3,4], 19の研究で8,854人を解析したもの[4]では, 経口血糖降下薬内服下でコントロール不十分の症例に, 短時間作用型（リキセナチド）, 長時間作用型（リラグルチド, エキセナチドLAR）またはインスリングラルギンもしくは混合型インスリンを投与し比較検討している（表1）.

1. 血糖推移

HbA1c値の推移に関しては, GLP-1受容体作動薬全体ではインスリン療法と比較して有意なHbA1c値の改善を認めた（Δ；-0.12%, 95%CI -0.16 to -0.07, $P<0.0001$）. 長時間作用型に関しては, 短時間作用型と比較して特に改善を認めた（Δ；-0.17%, 95%CI -0.22 to -0.12, $P<0.0001$）.

しかし, 空腹時血糖値は, インスリン療法の方が有意に改善を認めている. 短時間作用型に関しては, インスリン療法の方が空腹時血糖値の改善を認めた. 短時間作用型であるというGLP-1受容体作動薬の特性と, 基礎インスリンが空腹時血糖値を有意に改善することが理由と考えられる.

2. 体重変化

体重変化に関しては, GLP-1受容体作動薬に体重減少効果があるため, 予想通りインスリン療法と比較して短時間作用型（Δ；-5.1kg, 95%CI -5.4 to

■ 2. ファーストインジェクションとしてのGLP-1受容体作動薬

表1 ベースラインの対象の特徴と試験プロトコールなど

研究	研究期間(週)	治療薬	比較対照薬	前治療
GLP-1受容体作動薬と基礎インスリン（＋経口血糖降下薬）を比較した文献				
短時間作用型GLP-1受容体作動薬とインスリンを比較した文献				
Heine et al. 2005	26	Exenatide b.i.d.[1]	Insulin *glargine*	Met[2] + SU
Barnett et al. 2007	16	Exenatide b.i.d.	Insulin *glargine*	Met or SU
Nauck et al. 2007	52	Exenatide b.i.d.	BIA[3] 70/30 b.i.d.	Met + SU
Bergenstal et al. 2009	24	Exenatide b.i.d.	BIA 70/30 q.d. or b.i.d.	Met + SU
Bunck et al. 2009	52	Exenatide b.i.d.	Insulin *glargine*	Met
Davies et al. 2009	26	Exenatide b.i.d.	Insulin *glargine*	Met/SU/TZD[5]
Galwitz et al. 2011	26	Exenatide b.i.d.	BIA 70/30 q.d.	Met
長時間作用型GLP-1受容体作動薬とインスリンを比較した文献				
Diamant et al. 2010	26	Exenatide q.w.[7]	Insulin *glargine*	Met ± SU
Inagaki et al. 2012	26	Exenatide q.w.	Insulin *glargine*	BG[8] ± TZD
Davies et al. 2013	26	Exenatide q.w.	Insulin *glargine*	Met ± SU
Weissman et al. 2014	52	Albiglutide q.w.	Insulin *glargine*	Met ± SU
Russell-Jones et al. 2009	26	Liraglutide q.w.	Insulin *glargine*	Met ± SU
D'Alessio et al. 2015	24	Liraglutide q.w.	Insulin *glargine*	Met ± SU
Gough et al. 2015	52	Liraglutide q.w.	Insulin *glargine*	Met ± TZD
Araki et al. 2015	26	Dulaglutide q.w.	Insulin *glargine*	BG[10] and/or SU
Giorgino et al. 2015	78	Dulaglutide q.w.	Insulin *glargine*	Met + SU
GLP-1受容体作動薬とインスリンを比較した文献				
Diamant et al. 2014	30	Exenatide b.i.d.	Insulin *lispro* t.i.d.	Met
Mathieu et al. 2014	26	Liraglutide q.d.	Insulin *aspart* q.d.	Met
Rosenstock et al. 2014	26	Albiglutide q.d.	Insulin *lispro* t.i.d.	Met, TZD, SU, PIO[12], AGI[13]

[1] 1日2回
[2] メトホルミン
[3] 二相性インスリンアスパルト
[4] 人数は試験アームのエキセナチド2回/30ミックス1回/30ミックス2回の順
[5] メトホルミン＋SU，メトホルミン＋チアゾリジン，SU＋チアゾリジンもしくはその三者併用
[6] 詳細な数値は示されていない
[7] 週1回
[8] ビグアナイド誘導体
[9] 中央値

①注射療法のトレンド，基礎インスリン療法と比較しよう

SU薬内服の割合(%)	対象人数(人)	男性の割合(%)	平均糖尿病罹病期間(年)	平均年齢(歳)	平均BMI(kg/m^2)	平均HbA1c値(%)
100	282/267	55.8	9.6	58.9	31.4	8.3
44.9	68/70	47.1	7.5	54.9	31.1	8.9
100	253/248	51.0	9.9	58.5	30.4	8.6
100	124/124/124[4]	48.1	9.0	52.4	33.8	10.2
0	36/33	65.3	4.9	58.4	30.5	7.5
85.3	118/117	68.4	8.7	56.5	34.2	8.6
0	181/173	-[6]	5.0	57.0	33.2	7.9
30.0	233/223	53.3	7.9	58.0	32.0	8.3
59.7	215/212	67.9	9.0	56.8	26.1	8.5
-[6]	111/105	66.5	7.5	58.5	33.7	8.4
81.8	504/241	55.8	8.7	55.3	33.1	8.3
100	230/232	58.5	9.5	57.7	30.4	8.3
68.3	481/484	54.4	8.5[9]	57.3	31.9	9.1
0	414/413	49.3	7.1	55.0	31.3	8.3
64.0	181/180	71.5	8.9	56.8	26.0	8.1
100	273/272/262[11]	51.3	9.0	56.7	31.7	8.1
0	315/312	32.4	11.5[6]	59.5	32.5	8.3
0	88/89	65.6	12.4	61.0	32.3	7.7
5.3	285/281	47.0	11.0	55.6	-[6]	8.5

[10] メトホルミンかブホルミンを処方されている患者
[11] 人数は試験アームのデュラグルチド 1.5mg 週1/ 同 0.75mg 週1/ グラルギンの順
[12] ピオグリタゾン
[13] α-グルコシダーゼ阻害薬

(文献 4 より引用，改変)

-4.8，P＜0.0001），長時間作用型（Δ；-3.3kg，95%CI -3.5 to -3.1kg，P＜0.0001）ともに有意な減少を認めている。すべてのGLP-1受容体作動薬がインスリン療法と比較して有意な減少を認めた（Δ；-3.7kg，95%CI -3.9 to -3.5kg，P＜0.0001）。

3. その他のマーカーについて

GLP-1受容体作動薬には収縮期血圧の低下作用があると報告されているが，今回のメタアナリシスでは，GLP-1受容体作動薬とインスリン療法に有意な差はみられなかった。脈拍に関しては，GLP-1受容体作動薬は脈拍が上昇するという既報の通り，長時間作用型でインスリン療法と比較してΔ2.6bpm（95%CI 2.1 to 3.1，P＜0.001）の上昇を認めた。

脂質マーカーに関しては，GLP-1受容体作動薬でトリグリセリドがΔ-0.23mmol/L（≒20.4mg/dL）の改善，LDLコレステロールは，Δ-0.13mmol/L（≒5.0mg/dL）の改善を認めた。HDLコレステロールに関しては変化を認めていない。

4. 低血糖の出現

低血糖，夜間低血糖の出現に関しては，GLP-1受容体作動薬を使用している患者でインスリン療法の患者と比較して約35～45%が経験していると報告されている。経口血糖降下薬内服下でのGLP-1受容体作動薬の使用がほとんどで，特にSU薬との併用で低血糖の出現が有意に上昇したと報告されている。しかし，同様にインスリンでもSU薬との併用で低血糖の出現はあり，有意な所見ではないかもしれない。

5. その他の副作用

メタアナリシスではその他の副作用については記載されていないものが多いが，GLP-1受容体作動薬と基礎インスリン療法を比較した文献[5-7]では，基礎インスリン療法の群に比べGLP-1受容体作動薬を使用した群で，嘔気，嘔吐，食思不振，便秘といった消化器症状が有意に増えたと報告している。

①注射療法のトレンド，基礎インスリン療法と比較しよう

 長時間作用型と基礎インスリン療法の比較

　メタアナリシスのほか，長時間作用型のGLP-1受容体作動薬と基礎インスリン療法を比較した大規模臨床研究がいくつかあるため紹介したい。
　リラグルチドの有効性に関しては，LEAD（Liraglutide Effect and Action in Diabetes）試験としてまとめられている。LEAD試験は1～6までで構成されており，世界40カ国600以上の施設において4,000人以上の2型糖尿病患者が参加している。リラグルチド単独，もしくは様々な経口血糖降下薬とリラグルチドの併用治療と一般的に行われている2型糖尿病治療の比較検討を行っている。特にLEAD-5試験[8]に関しては，メトホルミンとSU薬を内服している581人に対して，プラセボ，リラグルチド1.8mg，グラルギンの追加を行い，26週間比較検討した試験である。結果は，HbA1c値の改善率はリラグルチド投与群で-1.33％，グラルギン投与群で-1.09％と，HbA1c値の低下を認めた。体重に関しては，グラルギン投与群では1.6kg増加したのに対して，リラグルチド投与群ではグラルギン投与群より-3.43kgと減量を認めた（図1）。
　このほかにも，新しいGLP-1受容体作動薬であるセマグルチドの有効性を検証したSUSTAIN研究が発表されている。2018年にSUSTAIN 7[9]が発表されたが，SUSTAIN 4[10]では，基礎インスリン療法と比較している。メトホルミン使用中の血糖コントロール不良の2型糖尿病患者1,082例を対象に，セマグルチド0.5mg，1.0mg，グラルギン使用群の3群に分け30週間観察した。結果は，HbA1c値はセマグルチド0.5mg群で-1.21％，セマグルチド1.0mg群で-1.64％，グラルギン群で-0.83％と低下がみられた。HbA1c値の低下は，セマグルチド0.5mg群で-0.38％（95%CI -0.52 to -0.24），セマグルチド1.0mgで-0.81％（95%CI -0.96 to -0.67）であった。30週での体重変化は，セマグルチド0.5mg群で-3.47kg，1.0mg群で-5.17kgと減少を認めた。グラルギン群では1.15kgの増加を認めた。
　重症低血糖，または血糖値で確認した低血糖の出現に関しては，両セマグルチド群の方がグラルギン群に比べ有意に発生率は低かった。内服薬がメトホルミンであり，SU薬に関してはすべての症例には含まれないことから低血糖に関しては既報と比べ十分な検証はできないが，この結果により，グラル

2. ファーストインジェクションとしてのGLP-1受容体作動薬

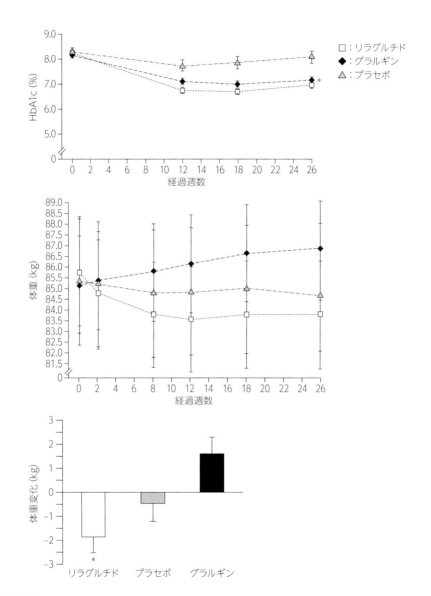

図1 LEAD-5試験におけるHbA1c値と体重の推移や変化

(文献8より引用, 改変)

①注射療法のトレンド，基礎インスリン療法と比較しよう

ギンに比べGLP-1受容体作動薬の有効性，安全性の評価につながったことは間違いない。

まとめ

大規模臨床研究が次々に発表されたことにより，GLP-1受容体作動薬の使用優先度は他の薬剤に比べ上昇したと考えられる。メタアナリシスや今回紹介した大規模臨床研究から，GLP-1受容体作動薬の使用により，基礎インスリン療法と比較してHbA1c値，体重は有意差をもって低下することがわかった。脂質マーカーに関しても改善が見込まれる。ADA/EASDのコンセンサスが示す通り，ASCVDが優勢と考えられる場合はGLP-1受容体作動薬の使用が推奨されるのも納得できる。

しかし，従来の日本でのリラグルチドは0.9mgで，海外用量1.8mgは2019年秋ごろに使用可能になる予定である[注] が，セマグルチドは未発売である。日本人への有効性，安全性は不明瞭な点があり，日本人に対しての検証も積極的に行っていく必要がある。(注：本書発行時点で，最高1.8mg/日まで増量可能となっている)

さらに忘れてはいけないのは，インスリン分泌障害があるHbA1c 10%以上，代謝性障害が示唆される所見（体重減少，口渇，多飲の所見），1型糖尿病の可能性があるものは，以前と同様に基礎インスリン療法が優先されることである。リラグルチドが発売された際には，インスリン療法からリラグルチドに変更した症例の中から4例がケトアシドーシスを発症し，そのうち2例が死亡するといった報告もあった[11]。GLP-1受容体作動薬はインスリンの代替薬ではなく，インスリン依存状態の患者への使用は無効なばかりでなく危険であることを承知した上で使用する必要があるだろう。

参考文献

1) Davies MJ et al: Management of Hyperglycemia in Type 2 Diabetes, 2018. A Consensus Report by the American Diabetes Association (ADA) and the European Association for the Study of Diabetes (EASD). Diabetes Care 41: 2669-2701, 2018
2) 日本糖尿病学会編著：糖尿病治療ガイド2018-2019，東京，文光堂，2018

2. ファーストインジェクションとしてのGLP-1受容体作動薬

3) Singh S et al: Glucagon-like peptide-1 receptor agonists compared with basal insulins for the treatment of type 2 diabetes mellitus: a systematic review and meta-analysis. Diabetes Obes Metab 19: 228-238, 2017

4) Abd El Aziz MS et al: A meta-analysis comparing clinical effects of short- or longacting GLP-1 receptor agonists versus insulin treatment from head-to-head studies in type 2 diabetic patients. Diabetes Obes Metab 19: 216-227, 2017

5) D'Alessio D et al: Comparison of insulin glargine and liraglutide added to oral agents in patients with poorly controlled type 2 diabetes. Diabetes Obes Metab 17: 170-178, 2015

6) Diamant M et al: Once weekly exenatide compared with insulin glargine titrated to target in patients with type 2 diabetes (DURATION-3): an open-label randomised trial. Lancet 375: 2234-2243, 2010

7) Davies MJ et al: Exenatide compared with long-acting insulin to achieve glycaemic control with minimal weight gain in patients with type 2 diabetes: results of the Helping Evaluate Exenatide in patients with diabetes compared with Long-Acting insulin (HEELA) study. Diabetes Obes Metab 11: 1153-1162, 2009

8) Russell-Jones D et al: Liraglutide vs insulin glargine and placebo in combination with metformin and sulfonylurea therapy in type 2 diabetes mellitus (LEAD-5 met+SU): a randomised controlled trial. Diabetologia 52: 2046-2055, 2009

9) Pratley RE et al: Semaglutide versus dulaglutide once weekly in patients with type 2 diabetes (SUSTAIN 7): a randomised, open-label, phase 3b trial. Lancet Diabetes Endocrinol 6: 275-286, 2018

10) Aroda VR et al: Efficacy and safety of once-weekly semaglutide versus once-daily insulin glargine as add-on to metformin (with or without sulfonylureas) in insulin-naive patients with type 2 diabetes (SUSTAIN 4): a randomised, open-label, parallel-group, multicentre, multinational, phase 3a trial. Lancet Diabetes Endocrinol 5: 355-366, 2017

11) もう手放せない！GLP-1受容体作動薬，弘世貴久編，大阪，フジメディカル出版，2013，pp33-41

②独り勝ち，最も使われている DPP-4阻害薬と比較しよう　BOOST2

宮城 匡彦

DPP-4阻害薬とGLP-1受容体作動薬との比較

　本邦では，2009年より新たにインクレチン関連薬が2型糖尿病治療に使用されるようになった。インクレチン関連薬には経口剤と注射剤の2種類があり，2009年末に経口剤のDPP-4阻害薬が発売された。当初はSU薬併用で重症低血糖が起きレコメンデーションが直ちに出され，併用の際のSU薬減量が指南された。そんなDPP-4阻害薬であるが，現在の日本ではその使用頻度が最も高く，70%にも及ぶ[1]。もう一方の注射剤GLP-1受容体作動薬は，2010年からリラグルチドとエキセナチドが使用できるようになり，インスリン以外の注射剤が登場した（米国では2005年からエキセナチドが発売されている）。2～3段階の用量ステップアップが必要だが，副作用がない限り最終的にsingle-doseであり，細かな用量調節が必要ないという特徴がある。

　海外でのDPP-4阻害薬とGLP-1受容体作動薬との比較は，1860-LIRA-DPP-4 Study Groupより報告されている[2]。メトホルミン治療（≧1,500mg/日を≧3カ月）によっても血糖コントロール不良（HbA1c 7.5～10.0%）の2型糖尿病665人を対象に，経口シタグリプチン100mg群，リラグルチド注射1.2mg群，同注射1.8mg群の3群に割り付け26週間フォローした試験である。試験終了時のHbA1cの低下は，順に−0.90%（95%CI −1.03 to −0.77），−1.24%（同 −1.37 to −1.11），−1.50%（同 −1.63 to −1.37）で，リラグルチド注射の方が経口シタグリプチンよりもHbA1c低下に有効かつ忍容性良好という結果であった。

　日本人を対象としたDPP-4阻害薬とGLP-1受容体作動薬との比較は，JDDM 33やERA-DM Chapter 2で報告されている[3,4]。我々が通常使用するリラグルチ

ド0.9mgで試験が行われている。

　JDDM 33は，SU薬ベースの経口剤で治療中の2型糖尿病99人を対象に，非SU薬は中止され経口シタグリプチン50〜100mgもしくはリラグルチド注射0.9mgを追加した24週間の試験である。HbA1c値の変化は，順に7.9±1.0%→7.7±0.9%，7.7±0.9%→7.1±0.8%であった。

　ERA-DM Chapter 2は，経口シタグリプチンをベースに治療中の2型糖尿病112人を対象とし，経口ビルダグリプチンもしくはリラグルチド注射へ切り替えた12週間の試験である。こちらのHbA1c値の変化は，順に8.1±1.1%→7.8±1.1%，8.0±0.9%→7.3±1.1%であった。いずれの試験もリラグルチド注射群の方がHbA1c値の大きな改善を認めている。

　これらの試験はDPP-4阻害薬とGLP-1受容体作動薬の薬効を直接比較しているように見えるが，後者にのみ注射手技というハードルがある。できるならば経口剤と注射剤にそれぞれプラセボを用意して，DPP-4阻害薬＋プラセボ注射群とプラセボ経口剤＋GLP-1受容体作動薬群というような同一の条件にしたいが，現在ではダブルブラインドを行うのは困難である。また，GLP-1受容体作動薬では投与開始3カ月後あたりから効果が減弱する症例（タキフィラキシー）が懸念され，4〜6カ月は経過を追いたい。

　それでは注射製剤を選ぶ際の比較はどうであろうか。現在2型糖尿病治療で空腹時血糖是正に使用する注射剤を，**表1**にまとめた。DPP-4阻害薬と

表1　2型糖尿病で空腹時血糖是正に使用する注射剤

	基礎インスリン	長時間作用型GLP-1受容体作動薬
作用特性	皮下注射後緩徐に吸収され，ほぼ1日にわたり持続的な作用を示す	膵β細胞膜上のGLP-1受容体に結合し，血糖依存的にインスリン分泌促進作用を発揮する
特徴	不足している基礎インスリン分泌を補充し，空腹時血糖の上昇を抑える	グルカゴン分泌抑制作用も有する胃内容物排出抑制作用あり
一般名（商品名）	インスリングラルギン（ランタス®）	リラグルチド（ビクトーザ®）
注射回数	1日1回	1日1回
発売年	2003年	2010年
持続時間	約24時間	＞24時間
1日使用量	上限なし，併用制限も特になし	0.9mg# ※DPP-4阻害薬との併用不可

#：1.8mg/日まで増量可　　　　　　　　　　　（糖尿病治療ガイド2018-2019を基に作表）

GLP-1受容体作動薬を併用するDUALインクレチン療法は保険上認められておらず，切り替えが必要である。

Basal-supported Oral therapy Or Switching to GLP-1RA for T2DM（BOOST2）スタディ

基礎インスリン製剤追加とGLP-1受容体作動薬切り替えで行った我々のスタディを紹介する[5]。DPP-4阻害薬とGLP-1受容体作動薬の効果は，前後で比較してみる。

1. 背景と目的

DPP-4阻害薬を含む経口剤を併用しても効果不十分例に対する追加治療として，早い段階での単回注射療法が選ばれる。標準的な基礎インスリンを補充する治療BOT（Basal-supported Oral Therapy）か，またはインクレチンシグナルを増強するGLP-1受容体作動薬への移行が適しているのかは不明である。また，経口インクレチン治療の後に注射剤のGLP-1受容体作動薬に切り替えるインクレチン増強治療が選択肢となるのかも不明である。このような経口剤から漸次注射療法を選択するにあたり適切な単回追加注射療法を，基礎インスリン追加治療（グラルギンU-100）またはインクレチン増強治療（リラグルチド）に分け，24週間の試験を計画し，有効性と安全性を検討した。

2. 方法

外来通院中でDPP-4阻害薬を含む経口剤を12週以上併用してもHbA1c 7～10%が続く2型糖尿病60人を対象に，1：1の無作為割り付けにて，経口剤はそのままに1日1回グラルギンの追加，あるいはDPP-4阻害薬を中止しリラグルチドへの切り替え投与を行い，24週間の治療介入を行った（図1）。試験開始4週間前までにすべてのDPP-4阻害薬はシタグリプチン50mgに，SU薬併用者はグリメピリド1mgに統一した。開始後8週は隔週，以降月1回来院し用量調整を行った。薬剤投与量については，グラルギンは体重あたり0.1単位で開始し，朝食前血糖値110mg/dL未満を目標に，統一のアルゴリズムに従っ

2. ファーストインジェクションとしてのGLP-1受容体作動薬

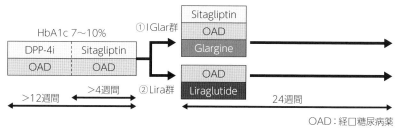

図1 BOOST2の試験デザインとアルゴリズム

(文献5より引用)

て用量調整した(図1)。リラグルチドは通常使用通り0.3mgから開始し12週以内に0.9mgまで増量し試験終了まで継続することとし,内服薬の変更は低血糖を除き行わないこととした。

3. 結果

対象の特徴として,60例中5例を解析から除外し,24週間の試験を完了できた症例はグラルギン群26例,リラグルチド群29例であった。平均の年齢60歳台前半,BMI 26.5前後,罹病期間12～13年,HbA1c 8.2～8.3%で,いずれも群間差は認めなかった。糖尿病併用薬として,SU薬は>65%併用,経口剤2剤以上併用している人はどちらの群も9割を超えていた。

投与量の変化について,グラルギン群の平均投与量は,0→24週の順に,6.5±2.8→14.4±9.1単位で十分に増量した(終了時は最小6単位～最大40単位

まで）。リラグルチド群の投与量は0.3mgで開始し、8週目より全例0.9mgに増量したが、消化器症状のために2例で0.6mgへの減量が必要であった。

　HbA1c値の0→24週の変化は、両群とも有意に低下し、グラルギン群−1.0±0.9%、リラグルチド群−0.6±0.8%と変化したが（p＜0.01）、群間差は認めなかった（図2A）。SU薬有無別のHbA1c値変化も両群とも有意に低下したが、群間差はなかった。GA（グリコアルブミン）値はHbA1cよりも短期間の変化、より食後高血糖を反映するとされている。HbA1cと同様な変化でグラルギン群−2.9±3.2%、リラグルチド群−2.6±3.2%と変化したが（p＜0.01）、同じく群間差は認めなかった（図2B）。

　ベースラインからの体重の変化は、グラルギン群+0.5±2.6kg（増加）、リラグルチド群−2.2±2.0kg（減少）という具合に、それぞれ有意に変化した（p＜0.01）（図3）。

　HbA1c＜7%達成率はグラルギン群42%、リラグルチド群24%であったが、有意差はなかった（χ^2検定p=0.15）。SU薬の有無別での検討でも、有意差は認めなかった（Cochran-Mantel-Haenszel test: CMH法p=0.25）。両群で数例の低血糖症状の訴えがあったが有意差はなく（p=0.58）、確認された空腹時血糖の最低値はグラルギン群で77mg/dLであった。

4. 考察

　HbA1c値、GA値、HbA1c 7.0%未満達成率および低血糖症状頻度のいずれも群間差は認めなかった。体重変化も群間差はなかったが、グラルギン群は増加し、一方のリラグルチド群は有意に低下していた。インスリンを増量していけば血糖コントロールは改善していくはずであるが、グラルギンをどんどん増量し本試験の平均15単位以上使用した症例で、HbA1c 7%未満に達する例はわずか8例中1例であった。インスリン増量で目標に達しない原因としては、グラルギン投与で空腹感を助長および体重増加を気にしない肥満者の補食回数増加が影響していると考えられ、インスリンを使う上では食事療法遵守の大切さが示唆される。

　基礎インスリンを対照とした海外の報告であるLEAD-5試験やEAGLE試験[6,7]およびメタアナリシス[8,9]と本試験を照らし合わせてみると結果は似ており、

2. ファーストインジェクションとしてのGLP-1受容体作動薬

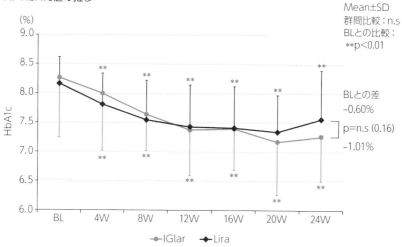

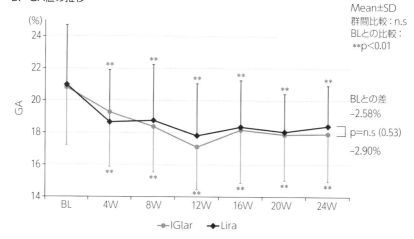

図2 HbA1cとGAの推移
BL：ベースライン，IGlar：グラルギン，Lira：リラグルチド　　　　　　　　　　（文献5より引用）

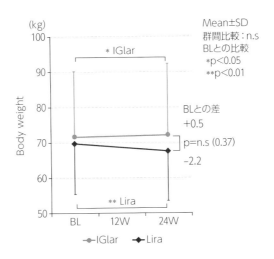

図3 体重の変化
BL：ベースライン，IGlar：グラルギン，Lira：リラグルチド　　　　　　　　　　　　（文献5より引用）

　基礎インスリンは空腹時血糖是正に優れているのは間違いないが，やはり体重増加や低血糖の懸念が残る．GLP-1受容体作動薬では空腹時血糖制御は若干劣るものの，HbA1c値は同程度，体重は逆に減少させる働きがある．その他，GLP-1作用による食欲抑制効果はもちろんのこと，GLP-1受容体作動薬ではインスリンのような細かい用量調整が不要で，さらにsingle-doseである，weekly製剤があり注射回数を1/7（7分の1）にできる，心血管二次予防に対する優越性のエビデンス[10,11]がある点などが，GLP-1受容体作動薬を選ぶメリットだと考える．

5．総括

　経口インクレチン薬（DPP-4阻害薬）効果不十分例において，インクレチンシグナルをさらに増強するGLP-1受容体作動薬への変更は，基礎インスリン補充と同等の効果を有し，さらには体重を減少させ，標準的な治療BOTのよい代替案であると考えられる．

2. ファーストインジェクションとしてのGLP-1受容体作動薬

ドライビングに例えてみる

　注射剤を選ぶ際に基礎インスリン製剤にするかGLP-1受容体作動薬にしてみるかという選択を，クルマの運転で例えてみたい。インスリンはマニュアル・トランスミッションに，GLP-1受容体作動薬はオートマチックに例えられると思う。腕に自信がありマニュアルで運転しても（糖尿病専門医がインスリン製剤を使っても），自動でギアチェンジするオートマチックで運転しても（非専門医またはレジデントがGLP-1受容体作動薬を使ってみても），結果（≒血糖コントロール）は同じで，その差はわずかである。マニュアルで上手く速く運転したつもりでも，燃費が悪くトータルでバランスが取れていなければ（≒体重が増加してしまえば），結果はドライバーの自己満足になる。今やほとんどのクルマがオートマチックであることは実感されていることと思う。

おわりに

　注意点がある。何でもかんでも，基礎インスリンよりもGLP-1受容体作動薬を使おうというわけではない。我々のスタディはHbA1c＜10%の2型糖尿病を対象に行っている。ADA/EASDコンセンサス・レポート2018でも，HbA1c＞11%はインスリン療法を考慮することを推奨している[12]。HbA1c＞11%で糖尿病の典型的症状や異化作用がある場合は，迷わずインスリン療法を選択していただきたい。

参考文献

1) Seino Y et al: Incretin-based drugs for type 2 diabetes: Focus on East Asian perspectives. J Diabetes Investig 7(Suppl 1): 102-109, 2016
2) Pratley RE et al: Liraglutide versus sitagliptin for patients with type 2 diabetes who did not have adequate glycaemic control with metformin: a 26-week, randomised, parallel-group, open-label trial. Lancet 375: 1447-1456, 2010
3) Yokoyama H et al: Liraglutide Versus Sitagliptin in a 24-week, Multicenter, Open-label, Randomized, Parallel-group Study in Japanese Type 2 Diabetes Mellitus Patients Responding Inadequately to a Sulfonylurea and/or One or Two Other Oral Antidiabetic Drugs (JDDM 33). Jpn Clin Med 5: 33-41, 2014

②独り勝ち，最も使われているDPP-4阻害薬と比較しよう　BOOST2

4) Takeshita Y et al: Vildagliptin vs liraglutide as a second-line therapy switched from sitagliptin-based regimens in patients with type 2 diabetes: A randomized, parallel-group study. J Diabetes Investig 6: 192-200, 2015

5) Miyagi M et al: Up-Titration Strategy After DPP-4 Inhibitor-Based Oral Therapy for Type 2 Diabetes: A Randomized Controlled Trial Shifting to a Single-Dose GLP-1 Enhancer Versus Adding a Variable Basal Insulin Algorithm. Diabetes Ther 9: 1959-1968, 2018

6) Russell-Jones D et al: Liraglutide vs insulin glargine and placebo in combination with metformin and sulfonylurea therapy in type 2 diabetes mellitus (LEAD-5 met+SU): a randomised controlled trial. Diabetologia 52: 2046-2055, 2009

7) D'Alessio D et al: Comparison of insulin glargine and liraglutide added to oral agents in patients with poorly controlled type 2 diabetes. Diabetes Obes Metab 17: 170-178, 2015

8) Abd El Aziz MS et al: A meta-analysis comparing clinical effects of short- or longacting GLP-1 receptor agonists versus insulin treatment from head-to-head studies in type 2 diabetic patients. Diabetes Obes Metab 19: 216-227, 2017

9) Singh S et al: Glucagon-like peptide-1 receptor agonists compared with basal insulins for the treatment of type 2 diabetes mellitus: a systematic review and meta-analysis. Diabetes Obes Metab 19: 228-238, 2017

10) Marso SP et al: Liraglutide and Cardiovascular Outcomes in Type 2 Diabetes. N Engl J Med 375: 311-322, 2016

11) Marso SP et al: Semaglutide and Cardiovascular Outcomes in Patients with Type 2 Diabetes. N Engl J Med 375: 1834-1844, 2016

12) Davies MJ et al: Management of hyperglycaemia in type 2 diabetes, 2018. A consensus report by the American Diabetes Association (ADA) and the European Association for the Study of Diabetes (EASD). Diabetologia 61: 2461-2498, 2018

コラム 2

だから，GLP-1受容体作動薬はファーストインジェクション！

　GLP-1受容体作動薬と基礎インスリン，多剤無効例にはどちらを先に使うのがよいのか？

　2018年末に発表されたADA/EASDのガイドラインでは，これまでは基礎インスリンが先になっていたものをGLP-1受容体作動薬が先にと，変更となりました。しかし，これは冷静に考えればわかることです。それぞれの注射剤の特徴を比べてみると以下の図のようになります。

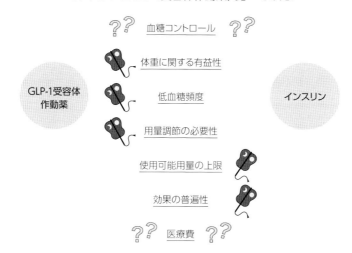

インスリンとGLP-1受容体作動薬，比べてみた！

(Diabetes Obes Metab 19(2): 216-227, 2017 などのデータより作成)

この図の説明は2章の①を確認ください。コントロールに大きな差はなく、低血糖や体重増加が少ない。用量調節の必要もない。そうなると、GLP-1受容体作動薬を先に使うのは至極当然でしょう。

　しかし、わが国でGLP-1受容体作動薬が比較的早期の2型糖尿病患者に使用されてこなかった理由はもう一つあります。それはほとんどの患者にDPP-4阻害薬が既に処方されているからなのです。DPP-4阻害薬を含む効果不十分例に対してGLP-1受容体作動薬に切り替えるのか（日本では保険適応上併用はできません），基礎インスリンを上乗せするのか？　普通に考えると，切り替えより上乗せ，同じインクレチン系よりインスリン注射，となり，GLP-1受容体作動薬はあまり使われてこなかったのです。

　そこで私たちが行った研究が，2章の②でご紹介したBOOST2研究です。GLP-1受容体作動薬への切り替えは基礎インスリングラルギンの上乗せとHbA1cの低下度では有意差はなく，体重はGLP-1受容体作動薬切り替え群でのみ減少したのです。

　もう悩む必要はありません。GLP-1受容体作動薬を初めての注射，ファーストインジェクションとして自信を持って使いましょう。ただし，半年以内に効果を判定して不十分な場合は，臆せずインスリン療法に切り替えてください。

弘世 貴久

3.
ほかにもたくさんある，
GLP-1受容体作動薬を使う理由！

イントロダクション

　GLP-1受容体作動薬に期待される薬剤効果としては，①膵α細胞に対してグルカゴン分泌を抑制し，膵β細胞に対してはインスリン分泌を刺激させることで，筋肉への取り込み促進とともに肝での糖新生抑制が期待される，②インスリン分泌刺激作用は高血糖時のみ発現し，低血糖時にはインスリン分泌を刺激させない，ことである。これらの薬剤効果のほかには以下の作用がある。

　GLP-1受容体作動薬の食欲に対する作用として，食欲抑制作用については，迷走神経求心路を介して視床下部の摂食中枢に作用すると考えられている。GLP-1受容体作動薬は，蠕動運動抑制作用と併せて体重減少が期待される。

　心血管疾患へのエビデンスは抗動脈硬化作用があり，作用機序の一つとして直接的にマクロファージの機能制御を介して行われる[1]。LEADER試験[2]では，リラグルチドはプラセボと比較して，複合主要エンドポイントである心血管死，非致死性心筋梗塞，または非致死性脳卒中のリスクを有意に13%低下させた。プラセボと比較してリラグルチドを使った治療では，心血管イベントによる死亡を統計学的に有意に22%低下させ，また有意差は示されなかったものの非致死性心筋梗塞および非致死性脳卒中の低下も認められた。

芳野 弘

　腎障害については，心血管イベントの発生リスクの高い成人2型糖尿病患者9,340人を対象に，リラグルチドを標準治療に追加投与して，尿中アルブミン/クレアチニン比で評価した結果，プラセボと比較して統計学的に有意に腎障害の進行を抑制したことを発表した。

　認知症に対する効果として，GLP-1は血液脳関門を容易に通過し，リラグルチドについてはアルツハイマー病モデルマウスの認知機能の改善，海馬CA1の増加することが報告[3]されている。

　抗肥満に関しては，GLP-1受容体作動薬を肥満者に20週間以上投与した臨床研究のメタアナリシスで，対照治療と比較して体重が非糖尿病群で3.2kg，糖尿病群で2.8kg減少した[4]。

　以上より，GLP-1受容体作動薬は食欲抑制，心血管イベントによる死亡の抑制，腎保護作用，認知機能の改善の可能性などユニークな作用が期待され，各作用について，より詳細に最近の知見をふまえ概説する。

参考文献
1) Arakawa M et al: Diabetes 59: 1030-1037, 2010
2) Marso SP et al: N Engl J Med 375: 311-322, 2016
3) Hansen HH et al: J Alzheimers Dis 46: 877-888, 2015
4) Vilsbøll T et al: BMJ 344: d7771, 2012

①GLP-1受容体作動薬の 食欲抑制作用について

小林 由佳

　GLP-1受容体作動薬のユニークな作用の一つに，食欲抑制効果，体重減少効果が挙げられる。従来の糖尿病治療では，医療者からの栄養指導に伴って実際にどれほどの行動変容が起こるかは，患者の意志や環境などによるところが大きかった。初回の指導後から食事療法を厳守できる患者は一部であり，仕事の付き合いの飲食が多い，ストレスでつい間食してしまうなど，様々な理由で食事療法を実践できない症例も稀ではない。あるいは，初回指導後しばらくは気を付けて励行していても，糖尿病の長い治療経過の中で徐々に指導内容を守れなくなる症例もしばしば経験する。そのような症例では，経口血糖降下薬やインスリン注射による薬物治療を強化してHbA1cや血糖値を良好に保ったとしても，肥満が改善せず，脂肪肝や動脈硬化の進展によって重大な健康障害を起こしていく。

　これまでは，そのような症例に対してわれわれはただ重ねて療養指導をすることしかできなかったが，GLP-1受容体作動薬の登場により，薬剤によって食事療法の達成率を上げ，ひいては体重を減量しながら糖尿病を管理していくという新たな選択肢が生まれた。実際にどの程度の減量になるかといえば，BMI 25以上の肥満あるいは肥満を伴う2型糖尿病に対しGLP-1受容体作動薬を20週以上使用したランダム化比較試験のメタ解析（25件）では，対照群に比べGLP-1受容体作動薬群では平均2.9kgの減量効果がみられた[1]。

食欲の制御機構と肥満

　そもそも動物の食欲は，視床下部を中心とした中枢神経と脂肪細胞や消化

管などの末梢組織をめぐり，血液脳関門を通過して視床下部に作用する経路と，求心性迷走神経を介する脳への経路によって複雑な機構で調節されている。摂食量と消費量のバランスが保持されて恒常性が保たれるように最適の食欲が作られるため，野生動物では基本的に肥満は起こらない。しかしながら，ヒトでは大脳辺縁系や大脳新皮質などの高次中枢が動物と比べ飛躍的に発達しているため，嗜好や経験，価値観などに伴う快楽的な要素が摂食行動に影響する。その結果として，エネルギーバランスとは整合性のない摂食行動が起こることがあり，特に肥満者ではその行動が習慣化しやすい傾向にある。

世界的に肥満人口が増加している現代において，食欲のメカニズムを利用した種々の抗肥満薬の開発・研究が精力的に行われている。なかでもGLP-1受容体作動薬は糖尿病の治療薬として開発されながらその体重下降効果が認められ，欧米では2015年に抗肥満薬として高用量（3.0mg/日）のリラグルチド（ビクトーザ®）が認可された，稀有な経緯を持つ薬剤である。本邦の研究でも，BMI 25kg/m^{2}を超える2型糖尿病患者にリラグルチドを最大0.9mg/日まで投与したところ，日本肥満学会の『肥満症治療ガイドライン』の質問票に基づくスコアが時系列的に改善傾向となり，非肥満者の食行動に近づいていったことが報告されている（図1）[2]。

GLP-1受容体作動薬の食欲抑制効果

1. 中枢性食欲低下作用

GLP-1受容体作動薬の食欲抑制効果についてまだ完全には解明されていないが，大きく分けて，中枢性食欲低下作用と食物の胃排泄遅延効果の2つの観点から説明できる。まず中枢性食欲低下作用について論じる前に，生理的なGLP-1とその受容体の体内での分布を概説する。

GLP-1は主に下部腸管のL細胞から分泌され，一方でGLP-1受容体は，膵臓，消化管，迷走神経節などの末梢器官以外に，視床下部や延髄孤束核など中枢神経系の細胞にも広く発現している。生理的にL細胞から分泌されたGLP-1が脳へ作用する経路は，血液を介した液性経路と迷走神経求心路を介した神

3. ほかにもたくさんある，GLP-1受容体作動薬を使う理由！

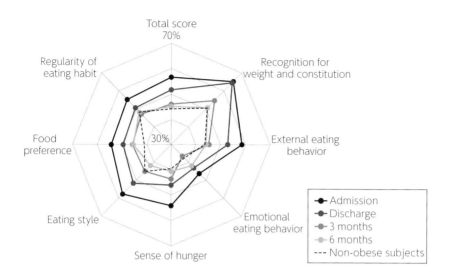

図1 肥満2型糖尿病患者のリラグルチド投与による食行動の改善

経性経路に大別されるが（**図2**）[3]，GLP-1はDPP-4（dipeptidyl peptidase-4）により速やかに不活化されるため，中枢に対する作用は神経性経路が重要であると考えられている。末梢投与したGLP-1受容体作動薬の血液脳関門（blood-brain barrier: BBB）通過率も基本的には低いと考えられていたため，GLP-1受容体作動薬の中枢神経への効果も，生理的なGLP-1と同じく神経性経路がメインと考えるのが自然である。

しかし，海外の研究[4]では，中枢の神経細胞でのみ特異的にGLP-1受容体を欠損させたマウスではGLP-1受容体作動薬を投与しても食欲は抑制されず，自律神経系の神経細胞でのみ特異的にGLP-1受容体を欠損させたマウスでは食欲が抑制されると報告されており，GLP-1受容体作動薬が中枢神経細胞のGLP-1受容体へ結合することが，食欲抑制効果に重要な役割を果たしていることが示唆された。また別の研究[5]では，横隔膜下迷走神経求心路を遮断したラットにリラグルチドを投与すると，通常のラットに投与するのと同等の体重減少効果が認められ，また，マウスに蛍光標識したリラグルチドを末梢投

①GLP-1受容体作動薬の食欲抑制作用について

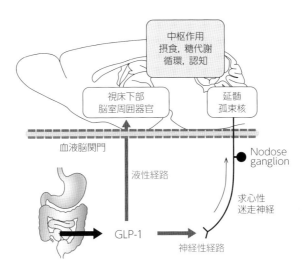

図2 生理的な腸由来GLP-1の中枢神経への作用経路

与すると，6時間後には視床下部弓状核や最後野に分布することが報告された。

つまり，同薬にはBBBを通過し，求心性迷走神経を介さずに体重を減少させる作用がある可能性が示唆されたのである．しかしながら，ペプチドがBBBを通過する分子機構は十分に解明されておらず，今後もさらなる研究の余地がある．

2. 胃排泄遅延効果

一方，胃排泄遅延効果は，GLP-1の迷走神経求心路を経由した中枢神経への作用により，胃の蠕動が抑制され，幽門の収縮を促進する効果に伴って起こる．この効果は，GLP-1受容体作動薬の半減期で大きな違いがある．

海外の研究[6]では，ラットにエキセナチド（バイエッタ®）とリラグルチドを投与すると単回ではいずれも胃排泄遅延効果が得られるが，連日投与するとエキセナチド群では同様の作用が持続する一方で，リラグルチドでは作用が消失したと報告されている．長時間作用型のGLP-1受容体作動薬は持続的にGLP-1受容体に作用することで消化管への作用に慣れが生じやすく，短時

53

間作用型の製剤の方が胃排泄遅延作用が強い。この現象はtachyphylaxis（脱感作）と呼ばれ，このため長時間作用型の製剤で食後の高血糖是正効果が少ないと考えられる。なお，胃排泄抑遅延効果が高い短時間作用型では，その分，悪心や嘔吐などの副作用は特に強く出る傾向にあるため，投薬開始時には患者への十分な説明が必要である。

　しかしながら，胃排泄遅延効果の分子機構もいまだ十分には解明されておらず，最近では長時間作用型でありながら強い体重減少効果を持つ製剤，セマグルチドも登場した。セマグルチドは本邦では未発売の薬剤だが，デュラグルチド（トルリシティ®）や持続性エキセナチド（ビデュリオン®）と同様の週1回製剤，つまり長時間作用型でありながら，体重減少効果が強いことが特徴である。

　セマグルチドとデュラグルチドを比較した海外データ[7]では，投与後40週で，デュラグルチド0.75mg群で−2.3kgに対してセマグルチド0.5mg群で−4.6kg，デュラグルチド1.5mg群で−3.0kgに対してセマグルチド1.0mg群で−6.5kgと，それぞれセマグルチド群で有意な体重減量が示された。本邦ではデュラグルチドの使用量は0.75mgまでだが，セマグルチドは効果不十分な症例には欧米と同様の1.0mgまで増量可能となる予定であり，本邦でもデュラグルチドよりも数段階上の体重減少効果が得られるといえる。デュラグルチドは独自の注入器（アテオス®）で，注射針の取り付けや単位の設定などの細かいステップが不要で手技が簡便であるという利点があるが，逆に注射手技に問題がなければ，週1回という少ない注射回数で体重減量を目指しながら血糖管理を行うという観点で，セマグルチドは今後非常に有用な製剤になっていくといえる。既に海外では発売され，本邦でも2018年3月に承認された薬剤であるが，承認された規格が14日間処方制限ルールに対応できないため，薬価収載が見送られた。今後ノボ ノルディスク ファーマ社による続報が待たれる。

　適切な食事療法が習慣化できずに，患者の我慢や努力といった要素によって行われている場合では，長期的な維持には限界がある。GLP-1受容体作動薬の食欲抑制効果にも限界はあるが，患者の行動変容への動機付けの一つとなり得，自己管理を継続していくための有効な治療手段であるといえるだろう。

参考文献

1) Vilsbøll T et al: Effects of glucagon-like peptide-1 receptor agonists on weight loss: systematic review and meta-analyses of randomised controlled trials. BMJ 344: d7771, 2012

2) Fujishima Y et al: Efficacy of liraglutide, a glucagon-like peptide-1 (GLP-1) analogue, on body weight, eating behavior, and glycemic control, in Japanese obese type 2 diabetes. Cardiovasc Diabetol 11: 107, 2012

3) 桂田健一, 矢田俊彦: インクレチンの神経系を介した多様な作用. 最新医学 71: 37-42, 2016

4) Sisley S et al: Neuronal GLP1R mediates liraglutide's anorectic but not glucose-lowering effect. J Clin Invest 124: 2456-2463, 2014

5) Secher A et al: The arcuate nucleus mediates GLP-1 receptor agonist liraglutide-dependent weight loss. J Clin Invest 124: 4473-4488, 2014

6) Jelsing J et al: Liraglutide: short-lived effect on gastric emptying -- long lasting effects on body weight. Diabetes Obes Metab 14: 531-538, 2012

7) Pratley RE et al: Semaglutide versus dulaglutide once weekly in patients with type 2 diabetes (SUSTAIN 7): a randomised, open-label, phase 3b trial. Lancet Diabetes Endocrinol 6: 275-286, 2018

②GLP-1受容体作動薬と心血管リスクについて

森岡 紘子

　糖尿病の他の製剤と同様にGLP-1受容体作動薬でも，2008年FDAから出された「新規糖尿病治療薬の心血管系疾患発症リスク評価に関する新基準」により，新規2型糖尿病治療薬の承認申請をするすべての製薬企業は心血管系疾患発症リスクの評価を行ってきた。2018年のADA/EASDより発表された2型糖尿病に対する標準治療の指針では，「心血管エビデンスを持つ製剤の使用を優先する」ことが打ち出されていた[1]。

　その中で，SGLT2阻害薬，GLP-1受容体作動薬が心血管エビデンスを持つ薬剤として，その優先順位を上昇させてきている。どのようなエビデンスによりGLP-1受容体作動薬の地位は上昇してきたのか。代表的な大規模臨床試験であるLEADER試験[2]，SUSTAIN試験[3-8]を中心に解説をする。

LEADER試験[2]

　現在販売されているGLP-1受容体作動薬リラグルチド（ビクトーザ®）についての大規模臨床試験である。心血管リスクの高い2型糖尿病患者において，リラグルチドの長期的心血管アウトカムについて検討している。主要評価項目は心血管死，無症候性のものを含む非致死性心筋梗塞，非致死性脳卒中の複合である。対象患者は心血管リスクの高いHbA1c 7.0%以上の2型糖尿病患者で，糖尿病治療歴のないまたは1種類以上の経口血糖降下薬かつ・またはインスリンにより治療歴を有する9,340例。無作為，二重盲検，32カ国，410施設の多施設での検討である。

　2週間のプラセボを導入した後，標準治療への追加投与としてリラグルチド

群（1.8mgを1日1回皮下注射，4,688例），プラセボ群（4,672例）にランダム化した．推算糸球体濾過量（eGFR）により階層化された．目標血糖値に達しない場合は，GLP-1受容体作動薬，DPP-4阻害薬，プラムリンチド以外の併用は可能とされた．

　ベースラインの患者背景として，心血管疾患合併72.4%，ステージ3以上の慢性腎臓病合併24.7%，心血管疾患と慢性腎臓病合併15.8%，糖尿病罹病期間は平均12.8年，平均HbA1cは8.7%であった．

　結果は，主要評価項目の発生ではリラグルチド群608例（13.0%）でプラセボ群694例（14.9%）となり，有意に少なかった（[HR] 0.87, 95%CI: 0.78-0.97, 非劣性のp＜0.001，優越性のp=0.01）．心血管死はリラグルチド群で219例（4.7%），プラセボ群で278例（6.0%）（[HR] 0.78, 95%CI: 0.74-0.97, 非劣性のp=0.02）で，リラグルチド群で有意に少なかった．非致死性心筋梗塞はリラグルチド群で281例（6.0%），プラセボ群で317例（6.8%），p=0.11であった．非致死性脳卒中はリラグルチド群で159例（3.4%），プラセボ群で177例（3.8%），p=0.30，心不全による入院はリラグルチド群で218例（4.7%），プラセボ群で248例（5.3%），p=0.14と少なかったが，群間に有意差はみられなかった．重症低血糖についてはリラグルチド群が有意に少なかった．

　リラグルチドの治療中止事由となった有害事象で最も多かったのは，消化器症状であった．膵炎に関しては，統計学的には非有意ではあったがリラグルチド群の方が少なかった．

　この試験では，GLP-1受容体作動薬に抗動脈硬化作用のあることが示唆される結果となった．

SUSTAIN試験（SUSTAIN 6）

　本邦では2018年12月現在未発売のセマグルチド（オゼンピック®）についての承認前の臨床試験であるSUSTAINのうち，SUSTAIN 6[8]では心血管イベント（3point-MACE）についての記述がなされている．

　SUSTAIN 1[3]では，薬剤治療歴のない2型糖尿病患者において，プラセボとセマグルチド単剤群を比較しセマグルチド群でHbA1cと体重は有意に改善した．

SUSTAIN 2[4] では，メトホルミン・チアゾリジン薬（ないしはその両方）にて HbA1c 7.5％以上のコントロール不良の2型糖尿病患者について，セマグルチドとシタグリプチン使用群に分けて比較された。セマグルチド群はシタグリプチン群と比較し，有意に血糖値，体重を改善させた。

SUSTAIN 3[5] では，経口血糖降下薬治療下でコントロール不良の2型糖尿病患者について，セマグルチド群とエキセナチド群に分け有効性と安全性を56週にわたって比較している。既に販売されている同じく週1回エキセナチドと比較し，週1回製剤であるセマグルチドは血糖と体重の改善に優れていた。

SUSTAIN 4[6] では，インスリングラルギンに比してセマグルチドは HbA1c 改善と体重減少が大きく，低血糖については少なかった。

SUSTAIN 5[7] では，インスリンとセマグルチドの併用とインスリンとプラセボの併用の比較で，プラセボ群より有意に HbA1c の低下と体重の減少を認めた。

SUSTAIN 6[8] では，主要評価項目は心血管死，無症候性のものを含む非致死性心筋梗塞，非致死性脳卒中の複合である。対象患者は心血管リスクの高い（50歳以上，心血管疾患・心不全 NYHA II または III，ステージ3以上の慢性腎不全を有する者，または60歳以上で1つ以上の心血管疾患リスク因子を有する者）HbA1c 7.0％以上の2型糖尿病患者で，糖尿病治療歴のないまたは2種類以上の経口血糖降下薬による治療を受けていない者，3,297例。無作為，二重盲検，20カ国，230施設の多施設での検討である。本試験では，30日以内の DPP-4 阻害薬による治療，90日以内の GLP-1 受容体作動薬・基礎またはプレミックス製剤以外のインスリンによる治療，90日以内の急性冠/脳血管疾患イベント，冠動脈血行再建術の施行予定，長期の透析患者は除外されている。

対象患者を心血管疾患の状況，インスリン治療，eGFR により層別化後，セマグルチド群（1,648例），プラセボ群（1,649例）に割り付けた。セマグルチドに関しては0.25mg を4週間投与した後，0.5mg を4週間投与し維持用量に達するまで増量を行った。

患者のベースラインとしては，全3,297例のうち2,735例（83％）がステージ3以上の慢性腎疾患を含む心血管疾患を認めた。主要評価項目の発症率はセマグルチド群6.6％，プラセボ群8.9％であった（[HR] 0.74，95％CI: 0.58-0.95，

非劣性のp＜0.001，優越性のp=0.002）。非致死性心筋梗塞の発症率はセマグルチド群2.9%，プラセボ群3.9%であり（[HR] 0.74，95%CI: 0.51-1.08，p=0.12），非致死性脳卒中の発症率はセマグルチド群1.6%，プラセボ群2.7%であった（[HR] 0.61，95%CI: 0.38-0.99，p=0.04）。心血管疾患による死亡率は両群で同等であった。腎症の新規発症または増悪の割合は，セマグルチド群の方が少なかった。しかし，硝子体出血，失明，硝子体内注射または光凝固治療を要する網膜症合併症の割合は高かった（[HR] 1.76，95%CI: 1.11-2.78，p=0.02）。

胃腸障害による治療中止はセマグルチド群の方が多かった。

心血管リスクの高い2型糖尿病患者において，心血管疾患による死亡，非致死性心筋梗塞または非致死性脳卒中の割合は，セマグルチドにより低下した。

ELIXA試験[9]

リキシセナチドにおいて，180日以内に心血管イベント既往のあった2型糖尿病患者における心血管アウトカムを抑制できるかを検討したものである。1週間のrun-in期間後，リキシセナチド群（3,034例），プラセボ群（3,034例）にランダム化し，標準治療に上乗せした。リキシセナチド群でプラセボ群に対する非劣性が認められたが，優越性は認められなかった。

EXSCEL試験[10]

エキセナチドについても他の薬剤と同様に，心血管イベントの発症について検討されている。対象患者はHbA1c 6.5〜10.0%の2型糖尿病患者14,752例。心血管疾患73.1%，心不全の既往16.2%。糖尿病罹病期間12年，HbA1c 8.0%であった。結果として，プラセボ群とエキセナチド群には明らかな心血管イベント発症についての有意差は認められなかった。

REWIND試験[11]

デュラグルチドについての有効性と安全性を評価するAWARD[12]試験を経て，

3. ほかにもたくさんある，GLP-1受容体作動薬を使う理由！

心血管イベントについての評価を行うための試験として，現在REWIND試験を施行している。2018年12月現在最終報告は公開されていないが，セマグルチドと同様の週1回製剤であり，結果が待たれる。

参考文献

1) American Diabetes Association: 9. Pharmacologic Approaches to Glycemic Treatment: *Standards of Medical Care in Diabetes-2019*. Diabetes Care 42 (Suppl 1): S90-S102, 2019
2) Marso SP et al; LEADER Steering Committee; LEADER Trial Investigators: Liraglutide and Cardiovascular Outcomes in Type 2 Diabetes. N Engl J Med 375: 311-322, 2016
3) Sorli C et al: Efficacy and safety of once-weekly semaglutide monotherapy versus placebo in patients with type 2 diabetes (SUSTAIN 1): a double-blind, randomised, placebo-controlled, parallel-group, multinational, multicentre phase 3a trial. Lancet Diabetes Endocrinol 5: 251-260, 2017
4) Ahrén B et al: Efficacy and safety of once-weekly semaglutide versus once-daily sitagliptin as an add-on to metformin, thiazolidinediones, or both, in patients with type 2 diabetes (SUSTAIN 2): a 56-week, double-blind, phase 3a, randomised trial. Lancet Diabetes Endocrinol 5: 341-354, 2017
5) Ahmann AJ et al: Efficacy and Safety of Once-Weekly Semaglutide Versus Exenatide ER in Subjects With Type 2 Diabetes (SUSTAIN 3): A 56-Week, Open-Label, Randomized Clinical Trial. Diabetes Care 41: 258-266, 2018
6) Aroda VR et al: Efficacy and safety of once-weekly semaglutide versus once-daily insulin glargine as add-on to metformin (with or without sulfonylureas) in insulin-naive patients with type 2 diabetes (SUSTAIN 4): a randomised, open-label, parallel-group, multicentre, multinational, phase 3a trial. Lancet Diabetes Endocrinol 5: 355-366, 2017
7) Rodbard HW et al: Semaglutide Added to Basal Insulin in Type 2 Diabetes (SUTAIN5): A Randomized, Controlled Trial. J Clin Endocrinol Metab 103: 2291-2301, 2018
8) Marso SP et al; SUSTAIN-6 Investigators: Semaglutide and Cardiovascular Outcomes in Patients with Type 2 Diabetes. N Engl J Med 375: 1834-1844, 2016
9) Pfeffer MA et al; ELIXA Investigators: Lixisenatide in Patients with Type 2 Diabetes and Acute Coronary Syndrome. N Engl J Med 373: 2247-2257, 2015
10) Holman RR et al; EXSCEL Study Group: Effects of Once-Weekly Exenatide on Cardiovascular Outcomes in Type 2 Diabetes. N Engl J Med 377: 1228-1239, 2017
11) Gerstein HC et al; REWIND Investigators: Dulaglutide and cardiovascular outcomes in type 2 diabetes (REWIND): a double-blind, randomised placebo-controlled trial. Lancet 394: 121-130, 2019
12) Dungan KM et al: Once-weekly dulaglutide versus once-daily liraglutide in metformin-treated patients with type 2 diabetes (AWARD-6): a randomised, open-label, phase 3, non-inferiority trial. Lancet 384: 1349-1357, 2014

③GLP-1受容体作動薬の腎保護作用

小島原 佑紀

糖尿病性腎症（DN），糖尿病性腎臓病（DKD）の概念

　現在，糖尿病性腎症（DN）による透析導入患者は増加し，1998年以降はわが国において新規透析導入の原疾患第1位となっている。これまでDNの典型例では，糖尿病発症後早期に糸球体過剰濾過を反映しGFRが上昇し，その後微量アルブミン尿が出現し顕性蛋白尿の出現，腎機能の急速な低下を経て末期腎不全に至るとされていた（**図1**）。

　しかし近年，このような典型的なDNに加え，顕性アルブミン尿を伴わないまま腎機能が低下する非典型的な糖尿病関連腎疾患を含む概念が生まれてきた。その概念が，糖尿病性腎臓病（diabetic kidney disease: DKD）と呼ばれている。顕性アルブミン尿を伴わない糖尿病患者におけるGFRの低下には，糖尿病治療の進歩，多様化や糖尿病患者の高齢化などが関与しているといわれており，DKDは典型的なDNを含む，糖尿病の病態が関与するCKD全般を包括した概念といえる。

　また，そのさらに大きな概念として，糖尿病患者が糖尿病と直接関連しない腎疾患〔IgA腎症，多発性嚢胞腎（PKD）など〕を合併した場合を含むCKD with diabetes（糖尿病合併CKD）も使用されている。これらの概念図を**図2**に示す[1]。

　このような概念の変化を反映して，DNの病期分類は2014年に改変され，以前はDNの進行には尿蛋白を伴うことが前提であったが，現在は糖尿病に腎機能障害が合併する場合に尿蛋白の有無は問われなくなった（**表1**）。

61

3. ほかにもたくさんある，GLP-1受容体作動薬を使う理由！

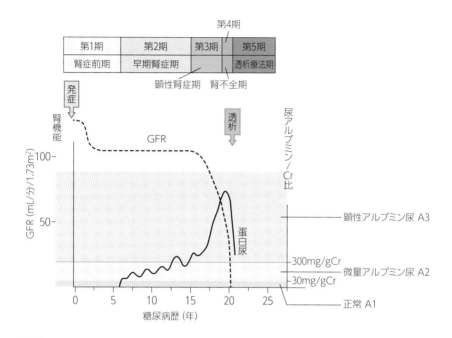

図1 典型的な糖尿病性腎症の臨床経過

(日本腎臓学会編：CKD診療ガイド 2012，東京，東京医学社，2012，p32)

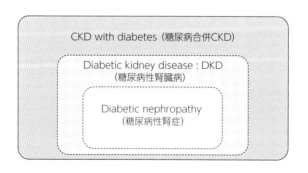

図2 DKDの概念図

(文献1より)

③GLP-1受容体作動薬の腎保護作用

表1 糖尿病性腎症病期分類2014

病期	尿アルブミン値 (mg/gCr) あるいは尿蛋白値 (g/gCr)	GFR (eGFR) (mL/分/1.73m²)
第1期 (腎症前期)	正常アルブミン尿 (30未満)	30以上[注2]
第2期 (早期腎症期)	微量アルブミン尿 (30〜299)[注3]	30以上
第3期 (顕性腎症期)	顕性アルブミン尿 (300以上) あるいは 持続性蛋白尿 (0.5以上)	30以上[注4]
第4期 (腎不全期)	問わない[注5]	30未満
第5期 (透析療法期)	透析療法中	

注1：糖尿病性腎症は必ずしも第1期から順次第5期まで進行するものではない．本分類は，厚労省研究班の成績に基づき予後（腎，心血管，総死亡）を勘案した分類である（URL：https://mhlw-grants.niph.go.jp, Clin Exp Nephrol 18: 613-620, 2014）
注2：GFR 60mL/分/1.73m²未満の症例はCKDに該当し，糖尿病性腎症以外の原因が存在し得るため，他の腎臓病との鑑別診断が必要である．
注3：微量アルブミン尿を認めた症例では，糖尿病性腎症早期診断基準に従って鑑別診断を行った上で，早期腎症と診断する．
注4：顕性アルブミン尿の症例では，GFR 60mL/分/1.73m²未満からGFRの低下に伴い腎イベント（eGFRの半減，透析導入）が増加するため注意が必要である．
注5：GFR 30mL/分/1.73m²未満の症例は，尿アルブミン値あるいは尿蛋白値にかかわらず，腎不全期に分類される．しかし，特に正常アルブミン尿・微量アルブミン尿の場合は，糖尿病性腎症以外の腎臓病との鑑別診断が必要である．

重要な注意事項：本表は糖尿病性腎症の病期分類であり，薬剤使用の目安を示した表ではない．糖尿病治療薬を含む薬剤特に腎排泄性薬剤の使用に当たっては，GFR等を勘案し，各薬剤の添付文書に従った使用が必要である．
（糖尿病性腎症合同委員会：糖尿病性腎症病期分類2014の策定（糖尿病性腎症病期分類改訂）について. 日腎会誌56: 547-552, 2014）

DNとGLP-1との関連

　DNの成因は，高血糖の持続と糸球体高血圧であると考えられている[2]．そして，酸化ストレス，ポリオール経路活性亢進，終末糖化産物（AGEs）形成経路亢進，プロテインキナーゼC（PKC）活性異常，アンジオテンシンⅡ（AngⅡ）の産生亢進などが主要な病態形成因子であることが判明している（**図3**）．慢性的な高血糖，糸球体高血圧に曝露することで，これらのような種々の因

63

3. ほかにもたくさんある，GLP-1受容体作動薬を使う理由！

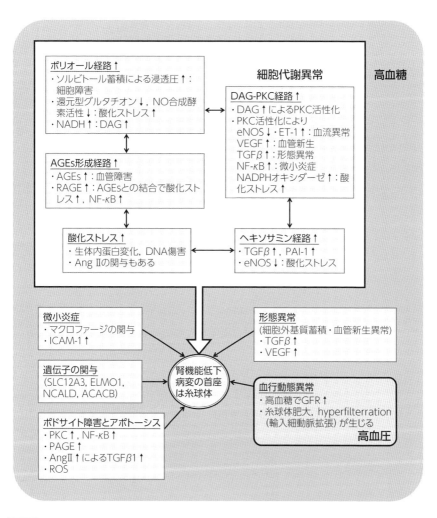

図3 糖尿病性腎症の成因

NO：一酸化窒素, NADH：ニコチンアミドアデニンジヌクレオチド, DAG：ジアシルグリセロール, PKC：プロテインキナーゼC, eNOS：血管内皮型一酸化窒素合成酵素, VEGF：血管内皮細胞増殖因子, TGFβ：β型変異増殖因子, NF-κB：核内因子κB, NADPH：ニコチンアミドアデニンジヌクレオチドリン酸, PAI-1：プラスミノゲンアクチベータインヒビター1, AngⅡ：アンジオテンシンⅡ, AGEs：終末糖化産物, RAGE：終末糖化産物受容体, ROS：活性酸素種
(古家大祐ほか編：糖尿病腎症のすべて．ヴィジュアル糖尿病臨床のすべて，東京，中山書店，2012，xviより引用改変)

子によって糸球体内皮細胞，メサンギウム細胞，ポドサイト，尿細管細胞が障害され，腎機能低下に至る。

　GLP-1は，下部小腸に存在するL細胞から分泌される消化管由来のホルモンであり，食事摂取によって腸管から分泌され，直接膵臓に作用しインスリン分泌を促す。GLP-1受容体は膵臓のみではなく，様々な臓器で発現していることが示されている。腎臓もその内の一つだが，局在については不明であった。しかし，最近の研究で，マウスの腎臓においてGLP-1受容体は尿細管での発現は認めず，糸球体係蹄壁および血管壁に沿って発現していることが確認された。この研究では，進行性DNを発症するマウスにリラグルチドの投与を行ったところ，血糖値に影響することなくアルブミン尿および糸球体組織病変の進行が抑制され，DN進展の抑制効果がみられたとされた。

　そのメカニズムとして，腎臓におけるGLP-1受容体のシグナル伝達の経路を図4に示した。GLP-1が糸球体の毛細血管および血管壁上の受容体に結合した後，GLP-1受容体のシグナルはcAMPの産生を促進させ，プロテインキナーゼA（PKA）を活性化する。これにより，cAMPおよびPKAは慢性的な高血糖下で活性化されるスーパーオキシドアニオン（O_2^-）の主要な供給源であるNAD(P)Hオキシダーゼを阻害するため，腎保護に寄与すると考えられている[3]。このことから，GLP-1受容体シグナルの亢進は，高血糖状態下で増加する酸化ストレスから直接的に腎臓を保護することがわかる。

　また別の研究では，1型糖尿病モデルマウスにGLP-1受容体作動薬であるexendin-4を投与し，腎保護効果を検討したものもあり，exendin-4によってメサンギウム細胞の増加や糸球体内のマクロファージの浸潤の抑制，また，糸球体内の接着分子であるICAM-1の発現を抑制することにより抗炎症作用を認めた。そして，これらの作用が直接GLP-1受容体を介した作用であることが確認されており，その他，酸化ストレスや糸球体過剰濾過，腎組織障害を抑制したとの報告もある[4]。

3. ほかにもたくさんある，GLP-1受容体作動薬を使う理由！

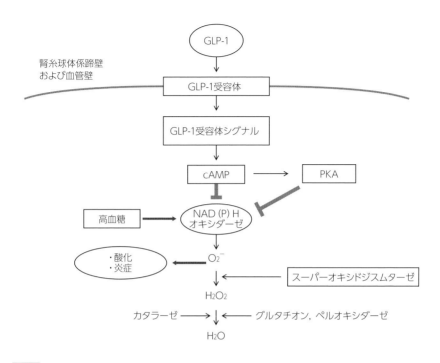

図4 腎臓におけるGLP-1受容体シグナル伝達の経路

（文献3より改変）

GLP-1受容体作動薬の腎保護作用

　さて，実際に臨床の場でのGLP-1受容体作動薬の腎保護の効果はどうであろうか．

　2016年，リラグルチドによる大規模臨床試験「LEADER試験」の結果が発表され，そのサブ解析として，腎アウトカムに関する結果が2017年に発表された．副次評価項目は顕性アルブミン尿の発現，血清クレアチニン値の倍化，持続的腎代替療法の導入，腎障害による死亡とされている．その結果，リラグルチド群ではプラセボ群に比較して，腎複合アウトカムの発生率を有意に減少させた．これは主にリラグルチド群で，新規の持続性アルブミン尿の発

③GLP-1受容体作動薬の腎保護作用

症を有意に減少させたことによるもので，血清クレアチニン値の倍化と腎代替療法の発生率は，両群で有意差は認められなかったという結果であった[5]。

また，中等度の腎機能障害を有する279人の2型糖尿病患者を対象とし，現行の血糖降下薬治療にリラグルチドをadd-onすることで有効性と安全性を評価する二重盲検無作為割り付けプラセボ対照比較試験（LIRA-RENAL試験）では，CKDステージG3a〜G3bの段階であれば，リラグルチドを用いた治療は腎機能を悪化させることなく温存しつつ，加えて低血糖のリスクを増大させることなしに，より良い血糖コントロールの状態をもたらすことができると報告されている[6]。

透析患者においてのGLP-1受容体作動薬の安全性，有効性についてもいくつか報告されており，インスリンに代わる治療薬の選択肢の一つとなり得る。

GLP-1受容体作動薬に関しての腎保護における詳細な機序については不明な点も多く，臨床的評価としてはまだ不十分と言わざるを得ない。今後の臨床面での活躍が期待される薬剤である。

参考文献

1) 日本腎臓学会編：エビデンスに基づくCKD診療ガイドライン2018，東京，東京医学社，2018，p104
2) 羽田勝計：糖尿病性腎症．医学のあゆみ252: 471-477, 2015
3) Fujita H et al: The protective roles of GLP-1R signaling diabeteic nephropathy: possible mechanism and therapeutic potential. Kidney Int 85: 579-589, 2014
4) Kodera R et al: Glucagon-like peptide-1 receptor agonist ameliorates renal injury through its anti-inflammatory action without lowering blood glucose level in a rat model of type 1 diabetes. Diabetologia 54: 965-978, 2011
5) Mann JFE et al: Liraglutide and Renal Outcomes in Type 2 Diabetes. N Engl J Med 377: 839-848, 2017
6) Davies MJ et al: Efficacy and Safety of Liraglutide Versus Placebo as Add-on to Glucose-Lowering Therapy in Patients With Type 2 Diabetes and Moderate Renal Impairment (LIRA-RENAL): A Randomized Clinical Trial. Diabetes Care 39: 222-230, 2016

④糖尿病患者以外に投与したら！
（認知症に対する効果，抗肥満薬として）

宮下 菜穂子

認知症に対する効果，神経細胞保護作用に関して

　GLP-1の受容体は膵β細胞だけでなく中枢神経，胃，心臓などにも発現の報告がある[1]。なかでも海馬や皮質に受容体があり，GLP-1が記憶や学習能力の維持に関与すると考えられている。また，脳神経保護作用として，虚血性脳血管障害に対する脳保護作用や，アルツハイマー病，パーキンソン病など神経変性疾患における作用の報告がある。

1. 脳虚血に対する脳保護効果

　左中大脳動脈虚血再灌流モデルマウスにおいて，GLP-1受容体作動薬投与により梗塞巣サイズ減少，神経学的障害の改善，運動機能の改善効果が報告されている[2]。このような神経細胞保護効果は，抗アポトーシス作用，抗酸化作用，抗炎症作用によるものが考えられる。

　抗アポトーシス作用のメカニズムとしては，脳細胞膜にGLP-1受容体が発現しており，GLP-1によりcyclicAMP濃度が上昇することでBcl-2蛋白が誘導され脳保護作用を呈したと報告されている[3]。抗酸化作用は酸化ストレスマーカーの蓄積抑制によって，抗炎症作用はミクログリアの活性化抑制，inducible nitric oxide（iNOS）の合成抑制によるものと報告されている[3,4]。臨床上の有益性については検証が待たれるところである。

2. 認知機能改善効果

　アルツハイマー病は老年期の認知症として最も頻度が高い神経変性疾患で

④糖尿病患者以外に投与したら！（認知症に対する効果，抗肥満薬として）

あるが，根本的な治療法は確立されていない。アルツハイマー病患者の脳ではアミロイドβペプチド（Aβ）から成る老人斑蓄積，リン酸化タウ蛋白から成る神経原線維変化に伴う神経細胞の脱落や脳萎縮が起きている。臨床研究や大規模疫学調査の結果，2型糖尿病がアルツハイマー病の危険因子であることが報告され，その機序としてインスリン抵抗性および耐糖能障害が脳内のアミロイド蓄積に関わることが報告されている[5]。

アルツハイマー病モデルマウスに対してリラグルチド，エキセナチド，リキシセナチドの投与により，アミロイド斑沈着の抑制効果，抗炎症効果によるアルツハイマー病進展予防効果が報告されており[6,7]，そのメカニズムとしてBomfimらは，GLP-1が脳のインスリン抵抗性を改善し，アルツハイマー病モデルマウスの認知機能低下を回復した可能性を示唆している（図1）。

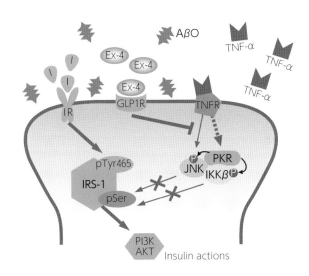

図1 アルツハイマー病におけるGLP-1の脳保護効果メカニズム

βアミロイドオリゴマーはアルツハイマー病の脳に蓄積し，TNF-α刺激によりJNK/IKKβを介する炎症反応経路を活性化し，IRS-1のセリン残基をリン酸化することでインスリン抵抗性をもたらす。Ex-4（GLP-1）がGLP-1受容体に結合することでJNK/IKKβ経路が抑制され，IRS-1のセリン残基のリン酸化を解除することでインスリン抵抗性が改善し，認知機能を維持する。

（文献6より）

3. ほかにもたくさんある，GLP-1受容体作動薬を使う理由！

臨床的検討としては，パーキンソン病において，エキセナチドを12カ月投与した群が対照群に比して運動機能だけでなく，Mattis Dementia Rating Scale（DRS-2）によって評価した認知機能が改善したという結果が出ている[8]。

GLP-1受容体作動薬はモデル動物の認知機能を改善し，神経保護作用を有することを示唆する知見が蓄積されつつある。現在，国内外でGLP-1受容体作動薬のアルツハイマー病あるいはパーキンソン病に対する臨床試験が進行中であり，神経変性疾患の認知機能改善の新たな手段として期待されている。

抗肥満薬として

肥満はインスリン抵抗性の原因として，糖尿病の発症および増悪に関与し，糖尿病血管障害のリスク因子となる。肥満者の体重減量は重要な課題であるが，長期的に安全に使用できる抗肥満薬は存在しないのが現状である。GLP-1受容体作動薬は2型糖尿病患者に対する体重減少効果を持つ薬物であり，その効果はGLP-1の食欲抑制作用および胃内容排出遅延作用によるものと考えられる。

1. GLP-1の食欲抑制作用

GLP-1受容体が中枢神経系，胃にも存在することは前述した通りであるが，なかでも摂食調節中枢である視床下部にはGLP-1受容体が高発現しており，GLP-1の作用として食欲抑制が起こる。また，迷走神経系を介した胃排泄遅延も食欲抑制効果を促進するものと考えられる。

2. GLP-1受容体作動薬の種類と体重抑制効果

国内で承認されているGLP-1受容体作動薬の種類別の体重減少効果についての報告をまとめて記載する。

●リラグルチド

国内の成績では用量依存的な血糖改善効果を認めた一方で，体重減少に関しては欧米の成績と異なりほとんど認められていない。その要因として，欧

米での対象患者が肥満を伴う症例が大半を占めたのに対して，国内試験の対象患者はBMI 23.9±2.9kg/m^{2}と肥満者の割合が少なかったこと，当時のリラグルチドの国内最大用量が海外の半分に相当する0.9mgであったことなどが考えられる[9]。

SCALE Obesity and Prediabetes試験[10]では，2型糖尿病のない高度肥満患者（BMI 30以上またはBMI 27以上で脂質異常症or高血圧症併存例）を対象にしたリラグルチド3mgとプラセボによる比較が行われ，56週後にリラグルチド群でプラセボ群に比して有意な体重減少を認めた（8.4±7.3kg vs. 2.8±6.5kg）（図2）。リラグルチド3mgはSaxenda$^®$の商品名で欧米では減量薬として承認されている。

●エキセナチド

国内の成績において第Ⅱ相試験では，食事運動療法＋種々の経口血糖降下薬治療にても血糖コントロール不十分な2型糖尿病患者に対するエキセナチド追加併用療法（12週）として，エキセナチド2.5，5，10μg 1日2回とする設定での検討が行われ，体重減少に関しては10μg 1日2回投与群でのみ，開始時に比して1.3kgの減少を認めた[11]。

海外での長期投与による成績では，2型糖尿病患者（メトホルミン単独またはメトホルミン＋SU薬）に対する2年間の投与で，体重4.7kgの減少を認めた[12]。

●エキセナチドLAR（long-acting release）

国内第Ⅲ相試験では，経口血糖降下薬単剤（ビグアナイド薬）または2剤（ビグアナイド薬およびチアゾリジン薬）を服用し，コントロール不十分な2型糖尿病患者に対するエキセナチドLAR 2mg週1回（ビデュリオン$^®$）またはインスリングラルギン1日1回追加併用療法（26週）にて，体重はエキセナチドLAR投与群で−1.67±0.17kgと減少したのに対し，インスリングラルギン群で0.34±0.17kg増加した[13]。

●リキシセナチド

日本を含むアジア地域での成績として，基礎インスリン±SU薬にてコントロール不十分な2型糖尿病患者にリキシセナチドを追加投与（24週）した検討での体重変化は，プラセボ群0.06kg増加に対しリキシセナチド群では0.38kgの減少を認め，開始前と比して減少傾向を認めた[14]。

3. ほかにもたくさんある，GLP-1受容体作動薬を使う理由！

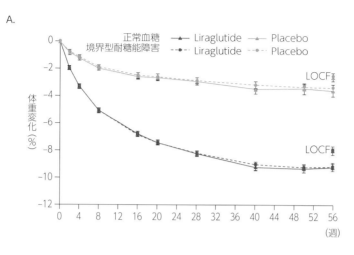

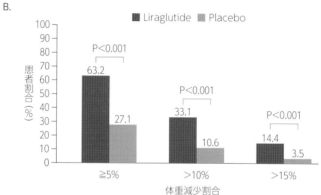

図2 非糖尿病患者におけるリラグルチド投与による体重減少効果
A：56週後，リラグルチド群はプラセボ群に比し有意に体重減少あり。(8.4kg ± 7.3kg vs. 2.8kg ± 6.5kg)
B：体重減少割合が≧5%，＞10%，＞15%のいずれでも患者割合はリラグルチド群でプラセボ群に比べて有意に高頻度であった。

（文献10より）

④糖尿病患者以外に投与したら！（認知症に対する効果，抗肥満薬として）

● デュラグルチド

海外の治験プログラムのAWARD-5では，最大11週間のメトホルミンによる導入期間後，デュラグルチド1.5mg群，デュラグルチド0.75mg群，シタグリプチン100mg群，プラセボ群（26週後からシタグリプチン100mg）にランダム化し104週間後に治療効果を検討しており，体重変化はデュラグルチド1.5mg群 −2.88±0.25kg，デュラグルチド0.75mg群 −2.39±0.26kg，シタグリプチン群 −1.75±0.25kgであり，デュラグルチド1.5mg群でシタグリプチン群に比して有意に大きく減量した[15]。

国内第Ⅲ相試験では，経口血糖降下薬を中止したかこれまで使用歴のない2型糖尿病患者において，デュラグルチド0.75mgとリラグルチド0.9mg/日を投与（52週）比較したところ，両剤ともに体重は52週にわたって安定し，臨床的に重大な変化は認めなかった[16]。

● セマグルチド

日本では2018年3月承認，2019年6月現在では薬価未収載の薬剤である。

海外の治験プログラムのSUSTAIN 1〜5試験では，臨床的に意義のある複合エンドポイントである1%以上のHbA1c低下と5%以上の体重減少をともに達成した患者の割合は，セマグルチド0.5mg群では25〜35%，セマグルチド1.0mg群では38〜56%であり，両群ともに，いずれのプラセボ群での割合（2〜13%）よりも有意に高い結果が得られた。

SUSTAIN 7ではセマグルチド0.5mg vs. デュラグルチド0.75mg，セマグルチド1.0mg vs. デュラグルチド1.5mgで比較し，デュラグルチド0.75mg群では体重が2.3kg減少したのに対し，セマグルチド0.5mg群では4.6kg減少した。また，デュラグルチド1.5mg群で3.0kg減少したのに対し，セマグルチド1.0mg群では6.5kg減少し，どちらもセマグルチド群で有意な体重減少効果を認めた[17]。

米国South Carolina大学のO'Neilらは，BMI 30以上で2型糖尿病のない肥満者を対象に，生活習慣改善に加えてセマグルチド，リラグルチド，プラセボを52週間投与（セマグルチド群として0.05mg, 0.1mg, 0.2mg, 0.3mg, 0.4mgの5グループ，リラグルチド3.0mg，プラセボ群）減量効果を評価するランダム化第Ⅱ相試験にて，体重減少の割合がプラセボ群−2.3%，リラグルチド群−7.8%，セマグルチド0.05mg群−6.0%，0.1mg群−8.6%，0.2mg群−11.6%，0.3mg

群−11.2%，0.4mg群−13.8％で，セマグルチド群では用量依存的な体重減少がみられ，リラグルチド群と比較した場合もセマグルチド群の減量効果が有意に大きかったと報告している[18]。

　リラグルチドとセマグルチドは，2型糖尿病を合併していない肥満者において体重を有意に減少させることがランダム化比較試験で報告されており，高度肥満患者の減量治療薬として既にGLP-1受容体作動薬が欧米で承認されている。しかし，欧米の試験で投与されたリラグルチドは現在国内承認されている投与量より多いため，わが国で同様の効果が得られるかどうかに関しては今後の検討が待たれる。国内でもリラグルチド1.8mgの治験をしており，適応拡大が期待されている[注]。（注：本書発行時点で，最高1.8mg/日まで増量可能となっている）

参考文献

1) Bullock BP et al: Tissue distribution of messenger ribonucleic acid encoding the rat glucagon-like peptide-1 receptor. Endocrinology 137: 2968-2978, 1996
2) Teramoto S et al: Exendin-4, a glucagon-like peptide-1 receptor agonist, provides neuroprotection in mice transient focal cerebral ischemia. J Cereb Blood Flow Metab 31 : 1696-1705, 2011
3) 卜部貴夫：インクレチンの脳保護メカニズム―虚血性脳損傷に対するExendin-4の脳保護作用. 医学のあゆみ241: 501-506, 2012
4) Hölscher C: Central effects of GLP-1: new opportunities for treatments of neurodegenerative disease. J Endocrinol 221: T31-41, 2014
5) Matsuzaki T et al: Insulin resistance is associated with the pathology of Alzheimer disease: the Hisayama study. Neurology 75: 764-770, 2010
6) Bomfim TR et al: An anti-diabetes agent protects the mouse brain from defective insulin signaling caused by Alzheimer's disease- associated Aβ oligomers. J Clin Invest 122: 1339-1353, 2012
7) McClean PL, Hölscher C: Lixisenatide, a drug developed to treat type 2 diabetes, shows neuroprotective effects in a mouse model of Alzheimer's disease. Neuropharmacology 86: 241-258, 2014
8) Aviles-Olmos I et al: Exenatide and the treatment of patients with Parkinson's disease. J Clin Invest 123: 2730-2736, 2013
9) Seino Y et al: Dose-dependent improvement in glycemia with once-daily liraglutide without hypoglycemia or weight gain: A double-blind, randomized, controlled trial in Japanese patients with type 2 diabetes. Diabetes Res Clin Pract 81: 161-168, 2008

④糖尿病患者以外に投与したら！（認知症に対する効果，抗肥満薬として）

10) Pi-Sunyer X et al: A Randomized, Controlled Trial of 3.0 mg of Liraglutide in Weight Management. N Engl J Med 373: 11-22, 2015

11) Kadowaki T et al: Exenatide exhibits dose-dependent effects on glycemic control over 12 weeks in Japanese patients with suboptimally controlled type 2 diabetes. Endocr J 56: 415-424, 2009

12) Buse JB et al: Metabolic effects of two years of exenatide treatment on diabetes, obesity, and hepatic biomarkers in patients with type 2 diabetes: An interim analysis of data from the open-label, uncontrolled extension of three double-blind, placebo-controlled trials. Clin Ther 29: 139-153, 2007

13) Inagaki N et al: Efficacy and safety profile of exenatide once weekly compared with insulin once daily in Japanese patients with type 2 diabetes treated with oral antidiabetes drug(s): results from a 26-week, randomized, open-label, parallel-group, multicenter, noninferiority study. Clin Ther 34: 1892-1908, 2012

14) Seino Y et al: Randomized, double-blind, placebo-controlled trial of the once-daily GLP-1 receptor agonist lixisenatide in Asian patients with type 2 diabetes insufficiently controlled on basal insulin with or without a sulfonylurea (GetGoal-L-Asia). Diabetes Obes Metab 14: 910-917, 2012

15) Weinstock RS et al: Safety and efficacy of once-weekly dulaglutide versus sitagliptin after 2 years in metformin-treated patients with type 2 diabetes (AWARD-5): a randomized, phase III study. Diabetes Obes Metab 17: 849-858, 2015

16) Odawara M et al: Once-weekly glucagon-like peptide-1 receptor agonist dulaglutide significantly decreases glycated haemoglobin compared with once-daily liraglutide in Japanese patients with type 2 diabetes: 52 weeks of treatment in a randomized phase III study. Diabetes Obes Metab 18: 249-257, 2016

17) Pratley RE et al: Semaglutide versus dulaglutide once weekly in patients with type 2 diabetes (SUSTAIN 7): a randomised, open-label, phase 3b trial. Lancet Diabetes Endocrinol 6: 275-286, 2018

18) O'Neil PM et al: Efficacy and safety of semaglutide compared with liraglutide and placebo for weight loss in patients with obesity: a randomised, double-blind, placebo and active controlled, dose-ranging, phase 2 trial. Lancet 392: 637-649, 2018

4.
インスリン療法と絡める

イントロダクション

　糖尿病の注射剤として，20世紀前半に発見されてもうすぐ100周年を迎えるインスリン製剤に加え，21世紀にはGLP-1受容体作動薬が使用可能となった。インスリン製剤とGLP-1受容体作動薬はそれぞれユニークな特徴を持ち，利点と欠点を補い合うことができる薬剤である。近年はそれぞれの特徴や使い分けについての臨床データに加えて，両者を併用することが単独使用よりも有用であることを示すデータが蓄積しつつある。本章では，海外の一部で既に使用可能となっているデグルデクとリラグルチドの配合注への期待も含めて，インスリンとGLP-1受容体作動薬の併用療法の有用性について解説する。

　インスリン療法は周術期や重症感染症，妊婦など，特殊な状況下においても安全に確実に効果を発揮する。製剤もデバイスも着々と改良を重ねられ，老若男女を問わず普及している。その一方で，インスリン療法には合併症のリスクを増大しうる低血糖や体重増加の課題が残されている。その点，GLP-1受容体作動薬は単独では高血糖時のみに作用し，低血糖を起こしにくく，血糖変動を抑制しながら良好な血糖コントロールをもたらす。さらに，食欲抑制作用も有し，体重減少効果も期待される。したがって，GLP-1受容体作動薬はインスリンの欠点を補う利点を有する。

　このような両者の違いにより，ACCORDやADVANCE試験ではイン

4 インスリン療法と絡める

熊代 尚記

スリンを主軸とした強化療法が心血管イベントを抑制できなかった一方で，最近のGLP-1受容体作動薬を用いたLEADERやSUSTAIN 6試験では心血管イベントが抑制されたとも考えられる。ただし，GLP-1受容体作動薬の欠点として，歴史が浅くインスリンに比べて安全性の面で適応が限られること，用量調節が数段階のみのためにきめ細かい治療が困難であること，食欲抑制作用の反面で消化器症状の副作用が出やすいことなどが挙げられる。

したがって，インスリンとGLP-1受容体作動薬を併用することは，お互いのメリットを生かしてデメリットを減らすことができ，極めて有用な手段と考えられる。併用の仕方として，基礎インスリンへ治療強化目的でGLP-1受容体作動薬を上乗せするステップアップ，インスリン頻回注射のBolusインスリンをGLP-1受容体作動薬へ切り替えるステップダウン，1日3，4回の頻回インスリン療法で大量のインスリンを使用中の肥満患者に体重減量目的でGLP-1受容体作動薬を上乗せする方法などがあるが，本章では前二者について解説する。さらに，海外の一部では既に使用可能で，本邦でも2019年9月に発売となった固定比率での持効型インスリンデグルデクとGLP-1受容体作動薬リラグルチドの配合注IDegLiraについても，今後の日本での活躍に期待して解説を加えることとする。

①基礎インスリンへの上乗せ

蛭間 重典

多剤併用解決の鍵

　糖尿病の病態には，膵臓からのインスリン分泌低下やグルカゴン分泌過剰，組織でのインスリン抵抗性など複合的な要因が混在していることから，食事運動療法を基盤として複数の作用機序の治療薬を用いて多面的に治療していくことが糖尿病治療の基本となっている。

　一方で超高齢社会に突入して久しい日本においてポリファーマシー（多剤併用）は社会問題とされており，糖尿病診療に従事している臨床医にとってジレンマとなっているのではなかろうか。数多くの糖尿病治療薬がある中で，いたずらに処方数を増やすことなくしっかりとした血糖コントロールを図る，そういった理想の治療戦略を立てるためには，必要十分な治療効果が期待できる薬剤の組み合わせを厳選しなければならない。そこで着目されているのが，これからご紹介するGLP-1受容体作動薬と基礎インスリン製剤のコンビネーションである。

　糖尿病治療薬は日進月歩の領域であり，数多く開発され今日利用可能となっている。GLP-1受容体作動薬はインスリン以外で唯一の注射製剤であり，経口剤に比較すると患者はもとより処方する一般内科医でさえも敷居を高く感じる方が多いのではなかろうか。しかしその欠点を差し引いてでも糖尿病専門医から根強い支持があるのは，血糖のみに着目しても経口剤に比類しない強力な血糖改善効果が見込めるからである。例えば，本邦において最も多く処方されている経口剤のDPP-4阻害薬と治療効果を比較検討した試験では，GLP-1受容体作動薬の方がおよそ2倍程度の血糖降下作用を示していた[1]。こ

①基礎インスリンへの上乗せ

れに加えて多種多様な膵外作用が各臓器に働くというのだから，処方しない手はない。膵外作用の詳細については他章を参照されたい。一方でインスリン製剤は言うまでもなく強力な糖尿病治療薬であり，昨今では強力すぎるがゆえにいかにして低血糖の発現を予防するかが議論されるところである。しかしながらこちらも注射製剤である短所は否めない。

基礎インスリンに上乗せするメリット

さて，我々臨床医が糖尿病患者の病態を評価する上で指標にしている血液検査項目の一つに血糖値があるが，それは空腹時血糖値なのか食後血糖値なのか，つまりは採血を行うタイミングによりその値の意味するところが大きく変わってきてしまう。実臨床では空腹時血糖を130mg/dL未満，食後2時間血糖を180mg/dL未満に抑えることで，日本糖尿病学会が合併症予防のための治療目標として掲げているHbA1c＜7％を達成することができる[2]。空腹時血糖を治療ターゲットにしている糖尿病薬と食後血糖を治療ターゲットにしている糖尿病薬は異なり，それぞれを組み合わせて治療を組んでいくのが一般的であろう。インスリン抵抗性改善薬やスルホニル尿素薬，基礎インスリン注射は主に空腹時血糖を改善させ，α-グルコシダーゼ阻害薬やグリニド薬，DPP-4阻害薬とGLP-1受容体作動薬，超速効型インスリン注射は食後血糖を主として改善させる。

そこで，食前後の強力な血糖降下作用を期待して推奨されるのが，持効型インスリンとGLP-1受容体作動薬の併用療法である。強力な空腹時血糖降下作用を持つ基礎インスリン注射と強力な食後血糖降下作用を持つGLP-1受容体作動薬は，しっかりと血糖を下げたい患者に対して最も効率のよい治療法といえよう。

空腹時高血糖の是正から治療介入するか食後高血糖の是正から治療介入するかは，その患者背景によるため一概に語ることはできないが，基礎インスリン注射を導入し空腹時血糖をまず下げることでインクレチン効果が発揮しやすくなるため[3]，まずは基礎インスリン注射から導入することが多いのではないだろうか。

79

4. インスリン療法と絡める

　初診患者のHbA1cが10%以上であれば，まず注射製剤から開始するべきだと米国糖尿病学会（ADA: American Diabetes Association）は提言している。その際，まず基礎インスリン注射を導入し，その後の治療方針として，①超速効型インスリンの上乗せ，②GLP-1受容体作動薬の上乗せ，③インスリン混合製剤へ切り替えの3つを提案しているが[4]，患者の必要インスリン量を評価していないうちに配合割合が固定されているインスリン混合製剤に切り替えることは容易ではないため，③は現実的ではないと考える。①はインスリン強化療法へ，②は持効型インスリンとGLP-1受容体作動薬の併用療法へつなげていくといった選択肢である。一方，HbA1c＜10%で注射製剤を導入する際は，最近のADAとEASD（欧州糖尿病学会）のコンセンサスでGLP-1受容体作動薬から開始することを推奨している[4]。

　それでは具体的に考えてみよう。外来の初診で高血糖を来している患者がいるとする。初発の糖尿病であれば，本来は糖尿病の疾病教育目的や合併症精査目的に入院加療を行うべきであろう。また，糖毒性を解除するために強化インスリン療法を導入するのであれば，自己注射手技の獲得や自己血糖測定手技の獲得も合わせて進めていかなくてはならない。

　しかしながら実臨床においては，様々な社会的背景により入院できない患者も多く存在する。その場合，進捗は鈍ってしまうが，外来で精査加療を進めざるを得ない。いきなりインスリン強化療法で1日4回注射を導入してもよいが，限られた外来診療時間の中で初回に導入するには少々荷が重い。そこで，空腹時血糖値も高い場合は，まず基礎インスリン注射を1日1回開始して血糖推移を全体的に底下げし，2回目の外来でGLP-1受容体作動薬を導入して食後高血糖の"波"を抑える。

　インスリン製剤は糖尿病のみに対して考えれば文句なしの治療薬であるが，糖尿病，なかでも有病率の高い2型糖尿病を患っている患者が糖尿病のみに罹患していることはほとんどないであろう。大体は，脂質異常症や高血圧をはじめとした生活習慣病が併存している場合が多い。そこでGLP-1受容体作動薬の膵外作用が効いてくる。いずれの生活習慣病であっても肥満がその病態を増悪させ，減量が改善させることは広く知られている。GLP-1受容体作動薬は消化管蠕動運動を抑制するだけでなく直接中枢神経に働きかけ，摂食

中枢を抑制する。これによって糖尿病以外の生活習慣病も併せて改善が期待できる。やせないといけない，間食をやめないといけないと，頭では理解しているのにどうしても食事療法を守れない患者には夢のような薬である。インスリン製剤は副作用として肥満の増悪を来す危険性もあるため，厳格に血糖管理を行う強化療法と比較しても，抗肥満作用の点で勝るとも劣らない治療法である。また，本来強化療法ではその安全性の確保から1日平均2回以上の自己血糖測定が望ましいが，基礎インスリンとGLP-1受容体作動薬の併用療法では空腹時血糖の1回でも最低限の低血糖予防が可能であるため，患者にとって手技の煩雑さが多少軽減できる。

BOTと比較して

　一方で，Basal-supported Oral Therapy（BOT）と比較するとどうであろう。入院できる時間が確保できないほど多忙な患者は，例えばα-グルコシダーゼ阻害薬やグリニド薬のような朝昼晩と投与タイミングが多い治療薬よりも，投与タイミングが少ない治療薬の方がアドヒアランスは高くなることは自明の理である。また，間食回数が多い患者に対しては，食事の度に内服する薬を処方しても有効性に乏しい。食事回数にとらわれずに食後高血糖を防ぐことができるのも魅力の一つである。

　1日1回の基礎インスリンであるインスリンデグルデク（トレシーバ®）あるいはインスリングラルギン（ランタス®）と1日1回のGLP-1受容体作動薬であるリラグルチド（ビクトーザ®）はともに同じタイミングで投与することが可能であるため，朝にこれらの注射を1回ずつ注射することで，経口剤にこだわって多剤併用するよりも，投薬アドヒアランスひいては治療効果の向上が期待できる。また，GLP-1受容体作動薬では週1回製剤のデュラグルチド（トルリシティ®）が発売されているため，1日1回製剤で副作用の出現を認めなければ，リラグルチドをデュラグルチドに変更してもよい。

　わが国の保険診療上でインスリンに併用できるGLP-1受容体作動薬はリラグルチド，デュラグルチドのほかにリキシセナチド（リキスミア®）もある。リキシセナチドは投与タイミングが朝食前に縛られてしまうこと，リラグル

4. インスリン療法と絡める

チドで認められた心血管イベント発生の抑制効果（プラセボに対する優越性）を認めなかった[5,6]ことから選択される機会は少ないと思われるが，食後高血糖抑制作用はリラグルチドよりも強いという報告もある[7]。

　近年，糖尿病は老年病の一つとしても捉えられ，健常者においても膵臓の生理的加齢変化によりインスリン分泌が低下していくことがわかっている[8]。2型糖尿病患者は本来インスリン分泌が保たれ，むしろ末梢組織のインスリン抵抗性のために健常者以上にインスリンを過剰分泌している状態である。しかしながら，長期的に膵臓へ負担をかけることにより高齢になるにつれインスリン依存状態，つまりは生命維持のためにインスリン注射が必要不可欠となる患者が増えていく。

　インスリンは効果が強力ゆえに用法用量を誤ると低血糖昏睡となるリスクもはらんでいるため，セルフケアが困難となっていることが多い高齢患者には，家族をはじめとした周囲のサポートにより注射手技を介助してもらうことで治療が成り立っている場合が多い。しかし，実際には家族が毎日患者のもとへ来訪することは現実的に困難である場合が多く，作用持続時間が42時間以上と長い[9]インスリンデグルデクを活用し，やむを得ず2日に1回の頻度で注射を介助していただくといった落としどころに収束することが多い。さらに週1回のGLP-1受容体作動薬であるデュラグルチドを併用すれば，認知症患者に対しても食後血糖まで含めてコントロールすることが可能となるのだ。

　以上，基礎インスリンへのGLP-1受容体作動薬の上乗せについて述べた。糖尿病を専門としない一般内科の先生にもぜひ参考にしていただき，明日の診療への一助となれば幸いである。

参考文献

1) Aroda VR et al: Efficacy of GLP-1 receptor agonists and DPP-4 inhibitors: meta-analysis and systematic review. Clin Ther 34: 1247-1258.e22, 2012
2) 日本糖尿病学会編著：糖尿病治療ガイド2018-2019，東京，文光堂，2018
3) Højberg PV et al: Four weeks of near-normalisation of blood glucose improves the insulin response to glucagon-like peptide-1 and glucose-dependent insulinotropic polypeptide in patients with type 2 diabetes. Diabetologia 52: 199-207, 2009
4) Davies MJ et al: Management of Hyperglycemia in Type 2 Diabetes, 2018. A Consensus Report by the American Diabetes Association (ADA) and the European Association for the Study of Diabetes (EASD). Diabetes Care 41: 2669-2701, 2018
5) Marso SP et al: Liraglutide and Cardiovascular Outcomes in Type 2 Diabetes. N Engl J Med 375: 311-322, 2016
6) Pfeffer MA et al: Lixisenatide in Patients with Type 2 Diabetes and Acute Coronary Syndrome. N Engl J Med 373: 2247-2257, 2015
7) Meier JJ et al: Contrasting Effects of Lixisenatide and Liraglutide on Postprandial Glycemic Control, Gastric Emptying, and Safety Parameters in Patients With Type 2 Diabetes on Optimized Insulin Glargine With or Without Metformin: A Randomized, Open-Label Trial. Diabetes Care 38: 1263-1273, 2015
8) Iozzo P et al: Independent influence of age on basal insulin secretion in nondiabetic humans. European Group for the Study of Insulin Resistance. J Clin Endocrinol Metab 84: 863-868, 1999
9) Kurtzhals P et al: Multi-hexamer formation is the underlying basis for the ultra-long glucose-lowering effect of insulin degludec. Diabetologia 54: S426, 2011

②頻回注射療法からのステップダウン

安藤 恭代

はじめに

　近年の2型糖尿病の治療は，食事，運動療法から開始し，それでも血糖コントロールが不良の場合には経口血糖降下薬の使用を追加，さらに効果不十分の場合には経口剤もしくは注射剤を追加していく段階的な治療法が主流である。この段階的な治療において最も強力な治療法に位置付けられているのは，インスリン頻回注射療法（MDI）である。2型糖尿病でも，病歴が長く自己インスリン分泌が重度に低下した場合や，重篤な感染症や外傷，急性代謝性障害などでは相対的なインスリン適応と考えられ，治療早期からMDIが必要になることもあるが，MDI導入後，糖毒性が解除されると，インスリンの回数を減らすことや，内服へ変更できることもしばしば経験する。しかし，MDIで血糖コントロールが改善しても，低血糖や体重の増加，頻回注射による生活の制限や負担により，日常生活の質（QOL）の低下を招くことも少なくない。

　ここでは，MDIで比較的安定した外来通院中の2型糖尿病患者を対象に，超速効型インスリンを長時間作動型GLP-1受容体作動薬（GLP-1RA）であるリラグルチドに変更した自験例を紹介し，MDIからのステップダウンについて概説する。

リラグルチドと基礎インスリンへのステップダウンの検討（自験例）

　罹病期間1年以上の2型糖尿病でMDI導入後6ヵ月以上HbA1c 7.5％未満の19例を対象に，外来で持効型インスリンを継続したまま超速効型インスリンを全量中止し，リラグルチド0.3mgを開始した。リラグルチドは1週間以上の

②頻回注射療法からのステップダウン

表1 患者背景

症例数（人）	17
年齢（歳）	58.2±11.5
性別（男性：女性）	13：4
糖尿病罹病期間（年）	7.8±7.1
体重（kg）	73.7±12.2
BMI	26.8±3.1
総インスリン量（U/日）	29.6±12.1
総インスリン量（U/kg）	0.40±0.16
基礎インスリン量（U/日）	12.1±7.4
基礎インスリン量（U/kg）	0.16±0.10
デグルデク：グラルギンU-100	6：11
追加インスリン量（U/日）	17.5±6.5
追加インスリン量（U/kg）	0.24±0.09
併用経口血糖降下薬なし	13例
併用経口血糖降下薬あり	4例
ビグアナイド単剤	4例
FPG（mg/dL）	121.2±22.3
HbA1c（%）	6.4±0.6
BUN（mg/dL）	16.3±5.1
Cr（mg/dL）	0.85±0.27
eGFR（mL/min/1.73m²）	74.8±23.7

平均±標準偏差

間隔で0.6mg，0.9mgへと，腹部症状や血糖推移を見ながら外来担当医の判断で増量し，24週間観察した。朝食前に簡易血糖測定器で自己血糖測定を施行し，あらかじめ決められた朝食前血糖値によるアルゴリズムを用いて，患者自身に持効型インスリンの増減を行ってもらった。HbA1c，Continuous Glucose Monitoring（CGM），体重，body mass index（BMI），インスリン量と，生活の質（QOL）はdiabetes therapy-related QOL（DTR-QOL）を用いて評価し，$p < 0.05$を有意として前後比較を行った。

　24週まで観察し得た患者17例の開始時の患者背景を**表1**に示す。平均年齢58.2歳，平均罹病期間7.8年，平均BMI 26.8，平均HbA1c 6.4%，総インスリン量は29.6単位/日であった。24週時のリラグルチド投与量/日は，0.3mgが1例，0.6mgが8例，0.9mg が8例であった。観察中，19例中1例が嘔気により2週で脱落，1例が立ちくらみにより16週で脱落した。

85

4. インスリン療法と絡める

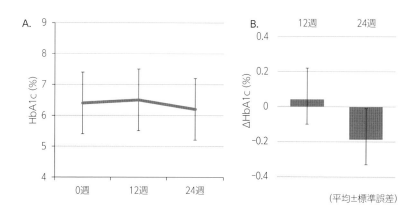

図1 HbA1cの変化
A：HbA1c（%），B：⊿HbA1c
いずれも0週と比較し，12週，24週ともに有意差を認めなかった。

　HbA1cの推移を**図1**に示す。HbA1cは全期間で有意差を認めなかった。CGMは全項目で有意な差を認めなかったが，0-6時に血糖値70mg/dL以下を示した症例はMDIの3例にみられていたが，治療変更後は全例で消失した。体重およびBMI，総インスリン量，基礎インスリン量の変化を**図2**に示す。体重およびBMIは0週と比較して12週，24週とも低下傾向を認めたものの，体重は0週と比較して12週でのみ有意な低下を認め，BMIでは12週，24週ともに有意な低下を認めた。総インスリン量は，超速効型インスリンの中止に伴い，0週と比較し12週，24週ともに有意な低下を認めていたが，基礎インスリン量は全期間において有意な増加を認めた。QOLの総スコアは，0週と比較して24週で有意な上昇を認めた（**図3**）。

　19例を対象にした有害事象は，他者の介助が必要になる重症低血糖は認めなかったが，血糖70mg/dL以下もしくは低血糖症状を認めた軽症低血糖は0-12週に2例，12-24週に3例を認めた。消化器症状を6例，立ちくらみを1例で認めたが，高血糖による中止の症例は認めなかった。

　以上から，HbA1c 7.5％未満の比較的安定したMDI中の2型糖尿病患者で，基礎インスリンサポートのもと，リラグルチドが追加インスリンの代用とな

②頻回注射療法からのステップダウン

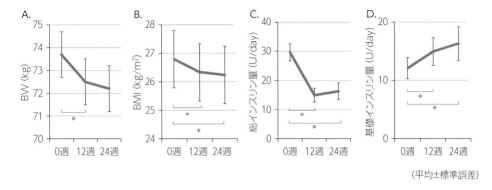

(平均±標準誤差)

図2 体重，BMI，インスリン量の経過
A：体重；低下傾向を認めたが，0週と比較して12週でのみ有意な低下を認めた。
  (*p＜0.05 vs. 0週)．
B：BMI；全期間で有意な低下傾向を認めた。(*p＜0.05 vs. 0週)
C：総インスリン量；全期間で有意に低下した。(*p＜0.05 vs. 0週)
D：基礎インスリン量；全期間で有意な増加を認めた。(*p＜0.05 vs. 0週)

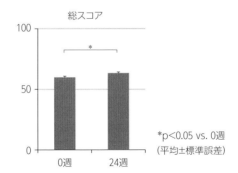

*p＜0.05 vs. 0週
(平均±標準誤差)

図3 DTR-QOL
総スコアは有意な改善を認めた。

りうることが示唆された。基礎インスリン量は増加したが，総インスリン量と注射回数が軽減し，体重やBMIの減量を認め，深夜低血糖が消失し，QOLの改善が認められた。

GLP-1RAを用いた頻回インスリン注射療法からのステップダウン

　短時間作用型GLP-1RAが長時間作用型GLP-1RAと比較して食後血糖を改善させることが報告されており，短時間作用型GLP-1RAと基礎インスリンとの組み合わせは理にかなった治療法とも報告されている[1]。EngらはGLP-1RAと基礎インスリン治療のメタアナリシスの検討で，GLP-1RAと基礎インスリンとの併用療法が，MDIと比較してHbA1cをより低下させ，しかも低血糖のリスクは低く，体重を低下させることを報告した[2]。Engらの報告に用いられた15研究には，MDIからGLP-1RAと基礎インスリンへのステップダウンの研究は含まれていなかったが，メタ解析の結果からは，ステップダウンにおいても同様に有用であることが推測される。

　本邦においても，MDIから短時間作用型GLP-1RAであるリキシセナチドと基礎インスリンへの変更に関する検討は，2014年頃からいくつかの報告がみられている。MDIからリキシセナチドと基礎インスリンへの変更で，十分な血糖コントロールが得られ[3-5]，患者QOLが改善した[6,7]という報告がある。

　一方，リラグルチドなどの長時間作用型GLP-1RAは，短時間作用型GLP-1RAと比較して空腹時血糖を低下させるといわれてきた[1]が，今回の私たちの検討では，MDIから比較的少量のリラグルチドと基礎インスリンへの切り替えでも，同様に良好なコントロールが得られ，QOLを改善することが確認された。Yamamotoらは，頻回インスリン療法の追加インスリンをリラグルチドに変更した検討で，全例でリラグルチドを0.9mg/日まで増量したところ，基礎インスリン量は増加せずに血糖コントロールが改善し，体重の減量がみられ，QOLの改善もみられることを報告した[8]。しかし私たちの検討結果から，リラグルチドは0.9mg/日まで増量できなくとも，基礎インスリンサポートにより，体重増加がなく，低血糖頻度が少ない，血糖コントロールが可能な治療であることが示唆された。

変更する際の注意

　GLP-1RAはインスリンの代替とはならないため，インスリン依存状態にある患者への切り替えは行われるべきではない。インスリン依存状態，非依存状態の鑑別にはCペプチドの測定が有用であるが，Cペプチドは腎機能の低下により見かけ上高値に出る場合があり，また採血時の血糖値の影響も受けるため，症例によってはグルカゴン負荷試験などによる判定が必要となる。

　過去の超速効型インスリンをグリニド薬に置き換える検討では，肥満傾向のある患者で成功しやすいことが報告されており[9,10]，GLP-1RAの減量効果を合わせて考えても，肥満傾向のあるMDIを受けている患者が今回のステップダウンの良い適応と考えられる。

　また，今回私たちはCペプチドの検討はしていなかったが，HbA1c 7.5%未満と比較的血糖の安定が継続している2型糖尿病が対象であったことや，毎日の自己血糖測定で基礎インスリンをアルゴリズムに準じて増減することで，高血糖により治療中止となる症例はみられなかった。さらには，重症低血糖もアルゴリズムにより回避できたと考えられる。

　消化器症状については，腹部手術歴のある患者などリスクの高い患者ではGLP-1RAの使用を避けることや，少量からゆっくりと増量することで消化器症状を回避することができる。

　私たちは治療変更後1カ月までは2週間ごとに受診してもらい，血糖推移や消化器症状の確認を行いながら，リラグルチド投与量の調整や基礎インスリンのアルゴリズム遵守の指導を行うことで安全に変更が可能であった。実診療においては，何かあった場合にはすぐに受診してもらう診療体制や，万が一の場合には躊躇せずにインスリン頻回療法に戻す配慮も必要であろう。

おわりに

　大規模試験において，厳格な血糖コントロールが合併症の発症と進展を抑制し，QOLを改善することが明確となった[11]が，一方で厳格な血糖コントロールが重症低血糖の頻度を増やし，このことが直接的な要因とは証明されていないものの死亡率の上昇につながりうる[12]ことが報告されている。

4. インスリン療法と絡める

　長期的な合併症や生命予後についてはまだ不明ではあるが，頻回注射療法からGLP-1RAと基礎インスリンの併用療法への変更は，低血糖や体重増加を来さずに血糖コントロールが安定し，QOLも改善することが期待できる治療法の一つと考えられ，今後さらなる研究の報告が待たれる。

参考文献

1) Meier JJ: GLP-1 receptor agonists for individualized treatment of type 2 diabetes mellitus. Nat Rev Endocrinol 8: 728-742, 2012
2) Eng C et al: Glucagon-like peptide-1 receptor agonist and basal insulin combination treatment for the management of type 2 diabetes: a systematic review and meta-analysis. Lancet 384: 2228-2234, 2014
3) 古川慎哉，酒井武則：2型糖尿病における基礎インスリンとリキシセナチド併用療法の有効性および安全性に関する検討 第二報. Pharma Medica 33: 80-85, 2015
4) 山下真紀ほか：強化インスリン療法から基礎インスリンとリキシセナチド併用療法への切り替えに関する検討. Pharma Medica 33: 84-89, 2015
5) 中神朋子ほか：2型糖尿病患者における種々のインスリン療法から持効型溶解インスリンとGLP-1受容体作動薬併用療法への変更の有用性. 東京女子医科大学雑誌 87(E2): E175-E181, 2017
6) 大工原裕之，村岡都美江：早期糖毒性解除を目指した治療戦略 Basal-Bolus療法から基礎インスリンとリキシセナチドを併用するBPTへのステップダウン. Pharma Medica 33: 112-117, 2015
7) Miya A et al: Satisfaction of switching to combination therapy with lixisenatide and basal insulin in patients with type 2 diabetes receiving multiple daily insulin injection therapy: A randomized controlled trial. J Diabetes Investig 9: 119-126, 2018
8) Yamamoto S et al: Comparison of liraglutide plus basal insulin and basal-bolus insulin therapy (BBIT) for glycemic control, body weight stability, and treatment satisfaction in patients treated using BBIT for type 2 diabetes without severe insulin deficiency: A randomized prospective pilot study. Diabetes Res Clin Pract 140: 339-346, 2018
9) Yoshihara T et al: Therapeutic efficacy of mitiglinide combined with once daily insulin glargine after switching from multiple daily insulin regimen of aspart insulin and glargine in patients with type 2 diabetes mellitus. Endocr J 53: 67-72, 2006
10) Kumashiro N et al: Long-term effect of combination therapy with mitiglinide and once daily insulin glargine in patients who were successfully switched from intensive insulin therapy in short-term study. Endocr J 54: 163-166, 2007
11) Holman RR et al: 10-year follow-up of intensive glucose control in type 2 diabetes. N Engl J Med 359: 1577-1589, 2008
12) Gerstein HC et al: Effects of intensive glucose lowering in type 2 diabetes. N Engl J Med 358: 2545-2559, 2008

③配合薬への期待（IDegLira）

五十嵐 弘之

はじめに

　GLP-1受容体作動薬は，治療のステップアップとして基礎インスリンに上乗せする形や，強化インスリン療法からの治療のステップダウンとして基礎インスリンと併用する形で，その有効性が認められている。そこで，基礎インスリン製剤とGLP-1受容体作動薬の配合注は，注射回数を減らし，患者への負担が軽減され，治療アドヒアランスの向上にもつながると考えられる。

　現在，基礎インスリン製剤とGLP-1受容体作動薬の配合注（IDegLira：インスリンデグルデク＋リラグルチド，Xultophy®：ゾルトファイ®）が海外では販売が承認されているが，本邦では2019年6月に承認され，9月に発売となった。本項ではIDegLiraに関する既報を基に，臨床的意義を中心に解説する。

IDegLira療法の安全性と有効性

　IDegLiraは3mLのペン製剤で，300単位の持効型インスリンデグルデク（トレシーバ®）と10.8mgのリラグルチド（ビクトーザ®）を含んでいる。例として，リラグルチドの国内最大用量の0.9mgは25単位のインスリンデグルデクと投与することになる。IDegLiraに関しては，これまで無作為化非盲検比較試験（DUAL I [1,2]，II [3]，III [4]，IV [5]，V [6]，VI [7]，VII [8]）においてその有効性，安全性などが評価されてきた。

　DUAL I では，経口血糖降下薬（メトホルミン±ピオグリタゾン）で治療中のHbA1c 7〜10%でインスリン治療歴のない2型糖尿病患者1,663人を対象にIDegLira群，インスリンデグルデク群，リラグルチド群に2：1：1で無作

4. インスリン療法と絡める

為に割り付けした。期間中, メトホルミンおよびピオグリタゾンは同用量で継続された。26週後のHbA1cは各々1.9%, 1.4%, 1.3%低下し, 有意にIDegLira群において血糖コントロールが改善した (図1)。体重変化量は各々-0.5kg, +1.6kg, -3.0kgであった (図2)。低血糖を認めた患者数の割合は各々32%,

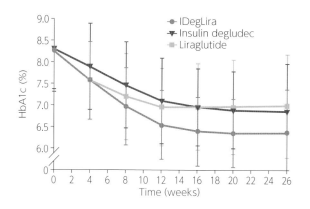

図1 DUAL IにおけるIDegLira群, インスリンデグルデク群, リラグルチド群のHbA1c推移
(文献1より引用)

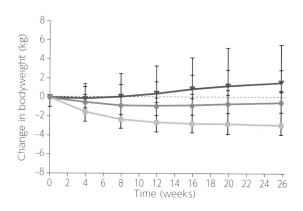

図2 DUAL IにおけるIDegLira群, インスリンデグルデク群, リラグルチド群の体重推移
(文献1より引用)

③配合薬への期待（IDegLira）

39％，7％であり，インスリンデグルデク群よりIDegLira群の方が低かった。さらに，GLP-1受容体作動薬の場合，消化器系の副作用が問題となるが，IDegLira群はリラグルチド群よりその出現頻度は低く，インスリンデグルデク群より高い結果となった[1]。これらの結果は26週延長した調査でも，概ね同じ傾向であった[2]。

DUAL II では，経口血糖降下薬〔メトホルミン±（SU薬もしくはグリニド薬）〕で治療中の患者を対象にIDegLira＋メトホルミン群とインスリンデグルデク＋メトホルミン群に無作為割り付けし，比較検討している。その結果，IDegLira使用群において有意にHbA1cや体重が低下しており，患者あたりの低血糖発現頻度に有意差は認めなかった。消化器系の副作用の出現頻度はIDegLira群の方が若干多かった[3]。

DUAL III では，GLP-1受容体作動薬±メトホルミン±ピオグリタゾン±SU薬で治療中の患者を対象に，経口血糖降下薬は継続のまま，GLP-1受容体作動薬をIDegLiraに切り替える群とGLP-1受容体作動薬を継続する群に無作為割り付けし，比較検討している。その結果，IDegLira群において有意にHbA1cの低下を認めた。GLP-1受容体作動薬を使用しているものの血糖コントロールが不良な症例における治療のステップアップの手段として，IDegLiraの有効性が示された[4]。

DUAL IV では，経口血糖降下薬（SU薬±メトホルミン）で治療中の患者を対象に，内服薬は継続下でIDegLira群とプラセボ群に無作為割り付けし，比較検討している。その結果，IDegLira群において有意にHbA1cが改善する一方で低血糖発現頻度は高かった。そのため，SU薬継続中にIDegLiraを併用する場合のSU薬減量の必要性も述べられている[5]。

DUAL V では，インスリングラルギンおよびメトホルミンで治療中の患者を対象に，インスリングラルギンをIDegLiraに切り替える群とインスリングラルギンを増量する群に無作為割り付けし，比較検討している。その結果，有意にIDegLira群において血糖コントロールが改善したと同時に，有意に同群で体重減少を認め，低血糖発現頻度は低かった[6]。

DUAL VI では，経口血糖降下薬（メトホルミン±ピオグリタゾン）で治療中の患者を対象に，IDegLiraの用量調整のアルゴリズムに関して，無作為割

93

4. インスリン療法と絡める

表1 各試験で報告されたIDegLiraの特徴

試験名	IDegLiraの特徴
DUAL I	インスリンデグルデク (Deg) またはリラグルチド (Lira) による治療との比較で有意に血糖コントロールが改善。DegまたはLira一方のみで問題となる副作用を軽減。
DUAL II	インスリンデグルデク治療との比較で有意に血糖コントロールが改善し,体重も有意に低下。低血糖発現頻度に有意差は認めず。
DUAL III	GLP-1受容体作動薬による治療からのステップアップとして有効。
DUAL IV	SU薬を含む内服薬に併用することで有意に血糖コントロールが改善。低血糖発現頻度は高かったため,SU薬は減量を考慮。
DUAL V	BOTからのステップアップとして有効。(持効型インスリン増量との比較)
DUAL VI	週1回用量調整群と週2回用量調整群で比較し,安全性と有効性は同等。
DUAL VII	BOTからのステップアップとして有効。(超速効型インスリン併用との比較)

り付けし,比較検討している。その結果,連続する2日間の朝食前血糖の平均で週1回調整をする群と連続する3日間の朝食前血糖の平均で週2回調整をする群で,血糖コントロール改善効果と副作用の出現頻度は同等であった[7]。IDegLiraの単位量調整に関して,パターン選択が可能であることが示された。

DUAL VIIでは,インスリングラルギンおよびメトホルミンで治療中の患者を対象に,メトホルミン継続下でIDegLira群とインスリングラルギン+インスリンアスパルト群に無作為割り付けし,比較検討している。その結果,同等の血糖コントロール改善効果やIDegLira群の低血糖発現頻度が低いことが判明し,さらに体重減少効果も示された[8]。DUAL VおよびVIIによりBOT (Basal-supported Oral Therapy) からのステップアップとしてのIDegLiraの有効性が示された。

表1に,以上の試験で報告されたIDegLiraの特徴をまとめた。

● VICTORY療法

基礎インスリンおよびGLP-1受容体作動薬の併用であるIDegLiraの有効性・安全性は様々な形で報告されているが,我々は2015年よりリラグルチドとインスリンデグルデクもしくはIDegAsp(インスリンデグルデク + インスリン

アスパルト）の併用療法をVICTORY療法と名付け，その普及を目的に啓発活動を行ってきた。当初VICTORY療法はVictoza® and Tresiba® or Ryzodeg®の略であり，リラグルチド（Victoza®：ビクトーザ®）とインスリンデグルデク（Tresiba®：トレシーバ®）の併用またはリラグルチドとIDegAsp（Ryzodeg®：ライゾデグ®）の併用療法のこととしていた。現在は製品色を抑えたより広義な意味として，Very ideal combination therapy for obesity, variation, and hypoglycemiaとしている。

リラグルチドとインスリンデグルデクは両者とも食事時間に関係なく投与することが可能であり，患者のQOLの観点からもその意義は大きいと思われる。例えば，起床時に注射することが可能なので，職場などで朝食を摂るような場合でも注射剤を持ち歩く必要がない。そして，IDegLiraが普及すれば，注射回数が1回となり，患者の負担をさらに減らすことは想像に難くない。

既報では，強化インスリン療法で糖毒性解除を行った後の方が行わなかった場合と比較して，GLP-1やGIPによるインスリン分泌効果が大きいとの報告がある[9]。一方で，DUAL Vのpost研究では，ベースのHbA1c，空腹時血糖，BMIを段階分けして解析しているが，各々のカテゴリーにおいてIDegLiraの有効性が示された[10]。加えて，IDegLiraの効果は糖尿病罹病期間や使用前の血糖コントロール状態とは関係ないとの報告もあり[11]，より幅広い症例においてIDegLiraの効果が期待される。

おわりに

高齢化が急速に進んでいく現在，糖尿病治療内容もそれに合わせたものが要求されてきている。具体的に言えば，治療の有効性，安全性のみならず，簡略化も治療アドヒアランスを維持する上で重要である。今後，本邦でもIDegLiraがその一部を担うことになると期待される。

また，最近の話題として，リラグルチドの国内用量が1.8mg/日まで承認された。今後，さらに治療選択の幅が広がり，IDegLiraを用いた治療も可能となることが期待される。

4. インスリン療法と絡める

参考文献

1) Gough SC et al: Efficacy and safety of a fixed-ratio combination of insulin degludec and liraglutide (IDegLira) compared with its components given alone: results of a phase 3, open-label, randomised, 26-week, treat-to-target trial in insulin-naive patients with type 2 diabetes. Lancet Diabetes Endocrinol 2: 885-893, 2014

2) Gough SC et al: One-year efficacy and safety of a fixed combination of insulin degludec and liraglutide in patients with type 2 diabetes: results of a 26-week extension to a 26-week main trial. Diabetes Obes Metab 17: 965-973, 2015

3) Buse JB et al: Contribution of liraglutide in the fixed-ratio combination of insulin degludec and liraglutide (IDegLira). Diabetes Care 37: 2926-2933, 2014

4) Linjawi S et al: The Efficacy of IDegLira (Insulin Degludec/Liraglutide Combination) in Adults with Type 2 Diabetes Inadequately Controlled with a GLP-1 Receptor Agonist and Oral Therapy: DUAL III Randomized Clinical Trial. Diabetes Ther 8: 101-114, 2017

5) Rodbard HW et al: Safety and efficacy of insulin degludec/liraglutide (IDegLira) added to sulphonylurea alone or to sulphonylurea and metformin in insulin-naïve people with Type 2 diabetes: the DUAL IV trial. Diabet Med 34: 189-196, 2017

6) Lingvay I et al: Effect of Insulin Glargine Up-titration vs Insulin Degludec/Liraglutide on Glycated Hemoglobin Levels in Patients With Uncontrolled Type 2 Diabetes: The DUAL V Randomized Clinical Trial. JAMA 315: 898-907, 2016

7) Harris SB et al: Safety and efficacy of IDegLira titrated once weekly versus twice weekly in patients with type 2 diabetes uncontrolled on oral antidiabetic drugs: DUAL VI randomized clinical trial. Diabetes Obes Metab 19: 858-865, 2017

8) Billings LK et al: Efficacy and Safety of IDegLira Versus Basal-Bolus Insulin Therapy in Patients With Type 2 Diabetes Uncontrolled on Metformin and Basal Insulin: The DUAL VII Randomized Clinical Trial. Diabetes Care 41: 1009-1016, 2018

9) Højberg PV et al: Four weeks of near-normalisation of blood glucose improves the insulin response to glucagon-like peptide-1 and glucose-dependent insulinotropic polypeptide in patients with type 2 diabetes. Diabetologia 52: 199-207, 2009

10) Lingvay I et al: Insulin degludec/liraglutide (IDegLira) was effective across a range of dysglycaemia and body mass index categories in the DUAL V randomized trial. Diabetes Obes Metab 20: 200-205, 2018

11) Rodbard HW et al: Benefits of combination of insulin degludec and liraglutide are independent of baseline glycated haemoglobin level and duration of type 2 diabetes. Diabetes Obes Metab 18: 40-48, 2016

コラム 3

持効型溶解インスリンとGLP-1受容体作動薬，配合剤の新しい考え方 (New Philosophy)

新しい配合剤と言えば，新薬というよりは既存の薬剤のアドヒアランス向上や薬剤負担の軽減というのが，主な使用価値あるいは存在理由でした。つまり，

●これまでの配合剤の出番
単剤で使用して効果が不十分の場合，もう1剤を追加する代わりに合剤を処方。
2種類の薬剤を使用している状況でそれぞれの使用量が一致した場合一つにまとめる

といった具合でした。一方，

●基礎インスリン/GLP-1受容体作動薬配合剤の出番
これまでの配合剤と同様の使用法
はもちろんですが，
2剤の利点と欠点を補い合いながら，新しい注射製剤として最初から経口剤多剤無効例に投与して必要用量を決めていく

という新しい使い方が主流になるものと思われます。

これまで配合剤は，配合された薬剤の少なくとも一方の単剤が前治療に含まれていることが必須でした。しかしIDegLira（商品名：ゾルトファイ配合注，ノボノルディスク ファーマ）は，経口剤二次無効例にいきなり2種類の注射剤を混ぜて注射するのです。

実際どちらがよく効いているのかはこの方法で始めるとよくわかりません。インスリンなの？ GLP-1受容体作動薬なの？ それはわからなくてもよいのです。2つの注射剤がカクテルになり，患者それぞれの割合で効果を高め合い，さらに副作用を打ち消し合うのです。インスリンの強力な血糖コントロール改善作用とGLP-1受容体作動薬の減量効果と低血糖低減効果が相まみえることにより，単剤で開始するよりもより質の高い血糖コントロールが可能となるのです。

この新しい配合剤の配合比は，デグルデク50単位に対してリラグルチドが1.8mgです。配合比はそれでよいのか？ という疑問が投げかけられることがしばしばありますが，GLP-1受容体作動薬の適量は個人差が極めて大きく，簡単に配合比の適切度を予想するのは困難です。つまり配合比はどうでもよいのです。カクテルとしてその患者のtreat to targetを行うことで，少なくとも治験のデータはどちらの単剤を使用するよりも優れたコントロールが得られるからです。

我々は新しい考え方，New Philosophyを持って，この配合剤を使用していく必要があるのです。

弘世 貴久

5.
GLP-1受容体作動薬，安全なのか？

イントロダクション

　2010年に本邦でGLP-1受容体作動薬が上市されて以来，国内・海外を含めても多くのエビデンスが蓄積され，その効果と安全性に関しても多くのデータが集まってきた。GLP-1受容体作動薬の転換期は，2016年にその一つであるリラグルチドを用いたLEADER試験によって，心血管イベントの有意な抑制効果が報告されたことである[1]。インクレチン製剤で初めて，注射製剤で初めて心血管イベントの抑制効果が示された。また，同年，GLP-1受容体作動薬の週1回投与製剤であるセマグルチド（2018年12月現在本邦未発売）を用いた試験においても，心血管イベントの有意な抑制効果が証明された[2]。

　これらを受けて，2018年に米国糖尿病学会と欧州糖尿病学会から2型糖尿病治療のマネジメントとして，第一選択薬はメトホルミンが選択されるが，次のステップとして，冠動脈疾患のリスクが高い症例ではGLP-1受容体作動薬の使用が推奨されるようになった[3]。これまで，セカンドラインにはメトホルミン以外の経口血糖降下薬とGLP-1受容体作動薬が並列して記載されていたが，2型糖尿病の治療がEBMに基づき大きな一歩を踏み出したことが今回のガイドラインから読み取れる。もちろん本邦における2型糖尿病治療のすべてが当てはまるわけでなく，日本人・アジア人の特徴をふまえた治療展開が必要であることは間違いないが，これらのデータの蓄積は，有効性のみならず多くの症例に

Introduction

5 GLP-1受容体作動薬，安全なのか？

鴫山 文華

おける安全性のデータの確立にも貢献していると考えられる。

　GLP-1受容体作動薬は血糖降下作用のみならず，体重増加抑制効果や食欲抑制効果を有するが，一方で，よく取り上げられる副作用としては消化器症状が挙げられる。これ以外にも一時期話題になったものとしては，インクレチン製剤での膵炎・膵臓悪性腫瘍が挙げられるが，膵疾患に関しては多くの報告からその関連性は少ないことが明らかとなっている。

　本章においては，GLP-1受容体作動薬の本来の作用である血糖降下作用に伴う副作用からメジャーな消化器症状，そして膵疾患との関連性について詳細に解説していきたい。

参考文献
1) Marso SP et al: N Engl J Med 375: 311-322, 2016
2) Marso SP et al: N Engl J Med 375: 1834-1844, 2016
3) Davies MJ et al: Diabetologia 61: 2461-2498, 2018

①低血糖および消化器神経症状

蛭間 真梨乃

低血糖症状

　低血糖症状は，発汗，頻脈，振戦，不安，心悸亢進等の自律神経症状による神経性と，頭痛，めまい，眠気，昏睡などの神経組織欠乏性のものに分けられる[1]。

　健常者では血糖値が80mg/dL程度に低下するとインスリン分泌が抑制され，視床下部の摂食中枢が血糖低下を感知して摂食を促す。血糖値が70mg/dL程度に低下するとグルカゴンとアドレナリンが分泌され，交感神経刺激症状として冷汗や動悸等の症状が出現し，さらに悪化すると中枢神経障害が進行し昏睡を来す。

　低血糖を頻回に起こしている患者や，内因性インスリン分泌が枯渇したり自律神経障害を合併したりしている患者では，グルカゴンやアドレナリンの分泌不全を来し交感神経刺激症状に乏しく[2]，無自覚低血糖のリスクがある。高齢者においては，発汗や動悸等の低血糖症状に気づきにくく[3]，若年者より意識レベル低下や不穏等の症状が出やすい傾向にある[4]。また，低血糖症状として注意力や記憶力の低下等の認知機能障害が出現する場合もある[5]。

　インスリン製剤やインスリン分泌促進系薬の単剤と比較すると，GLP-1受容体作動薬単剤では低血糖を起こしにくい。なぜならGLP-1受容体作動薬は，膵β細胞の脱分極に関与せず，脱分極後のcAMP流入を促すことでインスリン分泌を促進させ，細胞外グルコース濃度依存性にインスリンを惹起させるからである。

　では，どのような状況で低血糖が誘発されやすくなるのか。機序の観点か

ら考えると、膵β細胞ではATP感受性K⁺チャネルの閉鎖による脱分極が起こることでその後のインスリン分泌シグナルを伝達させる。このため、図1[6]に示すように、ATP感受性K⁺チャネルに働きかけるSU薬やグリニド薬とcAMP濃度の上昇に働きかけるGLP-1受容体作動薬との併用でインスリン分泌が促進し、低血糖を来しやすいとされている。特にエキセナチドは単剤投与が認められておらず、SU薬単独やSU薬＋ビグアナイド薬あるいはチアゾリジン薬の併用療法時のみに適用となるため、注意が必要である。

心血管イベントの発生リスクの高い成人2型糖尿病患者を対象にし、標準治療に加えて最大1.8mgのリラグルチドを投与した影響を検討したLEADER試験[7]のサブ解析では、重症低血糖のリスク評価を行っている。それによると

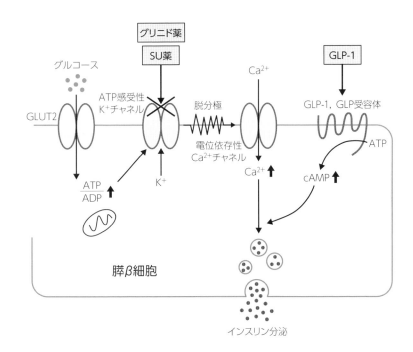

図1 膵β細胞におけるGLP-1とSU薬、グリニド薬の作用部位

(文献6より改変)

9,340例のうちの267例が重症低血糖を引き起こし（うちリラグルチド投与群114例，プラセボ投与群153例），糖尿病の罹病期間が長いこと，心不全や腎臓病があること，インスリン使用頻度の高いことが，重症低血糖の発症リスクを高めることがわかった[8]。GLP-1受容体作動薬は高齢者の在宅医療等でも有用性が高いが，これらの患者の低血糖リスクに留意すべきである。

　GLP-1受容体作動薬使用時に低血糖が起こった場合の対処は，グルコースの投与である。その後の治療方針として，併用しているインスリン製剤やSU薬の減量や中止を検討する。GLP-1受容体作動薬の使用時は，日本糖尿病学会HPに記載の「インクレチン（GLP-1受容体作動薬とDPP-4阻害薬）の適正使用に関する委員会」からのお知らせも参考にされたい。

消化器神経症状

　GLP-1受容体作動薬の消化器神経症状として，悪心・嘔吐，逆流性食道炎，胃もたれ，便秘や下痢が挙げられるが，それらの症状は，GLP-1が神経や消化管に作用するために生じる。

　GLP-1の胃排泄運動抑制作用は，胃そのものに直接作用するのではなく，食事摂取後に分泌されるGLP-1が消化管や門脈，肝臓などに分布する自律神経終末に存在するGLP-1受容体に結合し迷走神経を刺激し，胃の蠕動運動の抑制や幽門部の収縮力を高めることによって生じる。その作用から食事の消化吸収を遅延させ食後高血糖を是正すると同時に，悪心や胃もたれ等の副作用症状を引き起こす可能性がある。

　GLP-1受容体作動薬の使用量や種類，使用する患者背景によって，消化器神経症状の発現頻度に違いがあるのだろうか。

　一般的に悪心や嘔吐，下痢の症状は用量依存性に起こりやすい[9]。逆流性食道炎様症状は，70歳以上で頻度が高いと報告されている[10]。15例中14例が消化器症状によりリラグルチド中止となった対象において中止と関連のある臨床的因子を解析したところ，推算GFR＜30mL/分/$1.73m^2$の高度腎機能障害（調整オッズ比=9.88，p=0.02）と糖尿病罹患15年以上（調整オッズ比=10.36，p=0.03）が独立した危険因子であったという報告もある[11]。

①低血糖および消化器神経症状

　GLP-1受容体作動薬の種類で消化器神経症状の頻度を比較すると，短時間作用型の製剤は胃内容排出遅延が出現しやすい。嘔気の症状は短時間作用型のエキセナチドや長時間作用型のリラグルチドよりも長時間作用型のエキセナチドやアルビグルチドの方が少なく[12]，長時間作用型のリラグルチドの方が短時間作用型のエキセナチドより嘔気が少ない[13]。

　当院ではGLP-1受容体作動薬増量中に消化器神経症状が出現した場合は増量前の用量に戻し，使用開始時に出現した場合，症状の程度に応じて中止を検討している。悪心出現時は，胃食道逆流の可能性を考慮し，プロトンポンプ阻害薬やテプレノン等の防御因子増強薬を使用し，嘔吐に対して制吐剤のメトクロプラミド等を用いるという施設もある[14]。

　便秘の症状の多くは投与開始2～3カ月程度で改善するものの，便秘症状から腸閉塞を来す可能性もあるため，症状に応じて下剤を使用することがある。

　GLP-1受容体作動薬を使う前に，患者や家族にこれらの副作用について十分説明しておくことが重要である。

参考文献

1) 日本糖尿病学会編著：糖尿病専門医研修ガイドブック 改訂第7版，東京，診断と治療社，2017，p275
2) Gareth Williams et al: Handbook of Diabetes, 3rd ed, Blackwell Publishing, Oxford, 2004
3) Bremer JP et al: Hypoglycemia unawareness in order compared with middle-aged patients with type 2 diabetes. Diabetes Care 32: 1513-1517, 2009
4) Jaap AJ et al: Perceived symptoms of hypoglycaemia in elderly type 2 diabetic patients treated with insulin. Diabet Med 15: 398-401, 1998
5) Warren RE, Frier BM: Hypoglycemia and cognitive function. Diabetes Obes Metab 7: 493-503, 2005
6) 寺内康夫編著：ここが知りたいインクレチン関連薬，東京，中外医学社，2013，p72
7) Marso SP et al; LEADER Steering Committee on behalf of the LEADER Trial Investigators: Liraglutide and Cardiovascular Outcomes in Type 2 Diabetes. N Engl J Med 375: 311-322, 2016
8) Zinman B et al：Hypoglycemia, Cardiovascular Outcomes, and Death: The LEADER Experience. Diabetes Care 41: 1783-1791, 2018
9) Bettge K et al: Occurrence of nausea, vomiting and diarrhoea reported as adverse events in clinical trials studying glucagon-like peptide-1 receptor agonists: A systematic analysis of published clinical trials. Diabetes Obes Metab 19: 336-347, 2017

5. GLP-1受容体作動薬, 安全なのか?

10) Noguchi Y et al: Signals of gastroesophageal reflux disease caused by incretin-based drugs: a disproportionality analysis using the Japanese adverse drug event report database. J Pharm Health Care Sci 4: 15, 2018

11) 板井進悟ほか：リラグルチドの有害事象による中止の危険因子の探索. 糖尿病58: 159-166, 2015

12) Madsbad S: Review of head-to-head comparisons of glucagon-like peptide-1 receptor agonists. Diabetes Obes Metab 18: 317-332, 2016

13) Buse JB et al; LEAD-6 Study Group: Liraglutide once a day versus exenatide twice a day for type 2 diabetes: a 26-week randomised, parallel-group, multinational, open-label trial (LEAD-6). Lancet 374: 39-47, 2009

14) 鈴木吉彦ほか編著：インクレチン関連薬の臨床, 東京, メディカルトリビューン, 2012, p121

コラム 4

糖尿病薬大量投与は怖いのか?

　SU薬やグリニド薬, もちろんインスリン製剤を使用する時は, 低血糖に注意を払わなければなりません。SU薬やインスリンの大量投与に関する報告は多数あり, 死亡例や脳死となったという報告が大半です。ところが, グリニド薬については全く報告例がありませんでした。

　たまたま私が順天堂大学に赴任して間もない頃, なんとそのグリニド薬であるナテグリニド90mg錠を38錠も一度に内服した自殺企図の非糖尿病患者が, 救急から入院となりました[1]。確かに血糖値は36mg/dLまで下がっており, ブドウ糖の静脈注射と点滴注射を継続しました。しかし, 6時間後には薄いブドウ糖液の点滴のみで低血糖は起こらなくなりました。まさに速効型インスリン分泌促進薬なのです。

　さて, それではSU薬やグリニド薬と同じインスリン分泌促進薬に分類されるDPP-4阻害薬やGLP-1受容体作動薬は, 大量に投与すると低血糖が起こるでしょうか? 言うまでもなく, これらインクレチン関連薬は血糖応答性のインスリン分泌促進作用を持つ糖尿病薬ですので, 常用量の投与では低血糖は起こりません(もちろんSU薬やグリニド薬, インスリン製剤との併用ではその限りではありません)。では, 常用量ではなく大量投与をしても大丈夫なのでしょうか?

　DPP-4阻害薬については愛媛大学の先生方が, シタグリプチンの大量内服で低血糖を含む副作用がなかったことを報告しています[2]。考えてみれば, 現在日本で使用可能な週1回投与で済むDPP-4阻害薬は, 当初は非常に高い血中濃度を示しても何ら問題ないのですから, 同じことなのでしょう。

　それではGLP-1受容体作動薬はどうでしょうか? 2011年, まだ私が順天堂大学で勤務中の時, 若い後期研修医の先生がビクトーザ®を4本一度に自己注射して自殺を図った患者さんを経験しました。1本18mgですから, 当時の最高用量の0.9mgに合わせても20回は打たないといけません。4本だと80回。それだけでもすごいことですが, この患者さん, すぐに運ばれてきて何度も測った血糖値はずっと100から144mg/dLの間でした。全く低血糖はありませんでした。ただし, 入院中の2泊3日ずっと嘔気・嘔吐で苦しんでおられました[3]。

　インクレチン関連薬って本当に低血糖にならないんですね。

弘世 貴久

参考文献
1) Nakayama S et al: Diabetes Care 28: 227-228, 2005
2) Furukawa S et al: Endocr J 59: 329-333, 2012
3) Nakanishi R et al: Diabetes Res Clin Pract 99: e3-4, 2013

②膵炎，悪性腫瘍

小柴 博路

GLP-1受容体作動薬を使用していく上で，その安全性評価にも目を向ける必要性がある。これまでGLP-1受容体作動薬と膵炎，膵がんの発症に関しては多くの検討がなされてきており，ここではその点について考察していく[1,2]。

急性膵炎との関連性

以前の研究でGLP-1受容体作動薬により急性膵炎のリスクを高める可能性が提唱されているという背景を受け，2013年にSinghらによって発表された論文では，18～64歳の2型糖尿病の成人の中から，1,269人の急性膵炎を発症した患者群と，年齢や性別，糖尿病合併症などの条件を揃えたコントロール群とで比較した症例対象研究の結果が述べられている。その結果としては，GLP-1受容体作動薬を使用中の患者において，非使用患者と比較して急性膵炎のオッズが有意に増加したというものであった[3]。

しかしその後，2014年にインクレチン関連薬で治療中の患者における急性膵炎と膵がん発症における市販後の安全性情報に関して，FDA（米国食品医薬品局）およびEMA（欧州医薬品庁）がそれぞれ評価を行った結果がまとめられた。FDAでは，非臨床研究の再評価を18,000以上の健常動物を対象とした毒性試験を用いて行い，これらの検討の結果として明らかな膵毒性作用や急性膵炎の所見は認めなかった。また，EMAも同様の検討を行い，FDAと相違ない結果を示した。

さらに，FDAによる約41,000人の参加者を含む200件の臨床試験を用いたシステマティック・レビューでは，急性膵炎のわずかな発症数の差は認めた

ものの，そもそもの発症率は低いものであり有意差はなかった。以上の点から，この時点のFDAおよびEMAの見解としては，インクレチン関連薬によって急性膵炎および膵がんの発症が増加するとは言えないという結論であった[4]。

2016年にはAzoulayらにより，インクレチン関連薬（DPP-4阻害薬とGLP-1受容体作動薬）による治療群と2種類以上の経口血糖降下薬による治療群での，急性膵炎の発症リスクの差について評価する研究が行われた。研究は，カナダ，米国，英国で行われた大規模で国際的な多施設共同研究であり，2型糖尿病患者に対してインクレチン関連薬による治療群と2種類以上の経口血糖降下薬での治療群とに分け，その後追跡を行い，膵炎の発生について評価を行うコホート研究であった。結果としては，約350万人の追跡期間中に5,165人が新規に急性膵炎で入院したものの，両者の間で明らかな急性膵炎発症リスクについての有意差は認めず，サブ解析におけるDPP-4阻害薬とGLP-1受容体作動薬との比較でも有意差は認めず，さらに投与期間においても有意差を認めないという結果を示した[5]。

同様の研究はその後も行われ，2017年にNauckらにより，デュラグルチドの第II，III相試験のサブグループ解析として行われた。急性または慢性膵炎の病歴を有する患者を除外し，その他の患者においてのデュラグルチド，対照薬，プラセボによる，治療中の急性膵炎リスク評価結果を示した。

方法としては，約6,000人の2型糖尿病患者を約100週間にわたって追跡したもので，デュラグルチド投与群と，対照薬群としてメトホルミン，シタグリプチン，エキセナチド（1日2回），インスリングラルギン，プラセボを用いて評価された。その結果，計7人の患者において急性膵炎を発症した（デュラグルチド群n=3，プラセボ群n=1，シタグリプチン群n=3）。

インスリングラルギンを除いた全治療群において，リパーゼおよび膵アミラーゼの平均値が正常範囲内で上昇を認めたものの，発生率に関しては有意差を認めず，結論としては，デュラグルチドを用いて治療した患者における急性膵炎の曝露調整発生率はプラセボと同様であり，全プログラム中に報告された症例数としてもごくわずかである，というものであった[6]。

このように，最近の研究では，GLP-1受容体作動薬による急性膵炎のリスクの上昇は製剤の種類にかかわらず認めないという結果を示しているものが

多く，現時点では明らかな有意差はないと考えられる[7]。しかしながら，2型糖尿病それ自体が急性膵炎のリスクである可能性はしばしば指摘されており，治療薬と関係なく注意は必要である。

2型糖尿病と急性膵炎の関連について述べた研究の一つとして，2009年にNoelらにより報告されたコホート研究がある。急性膵炎の原因としては，胆石およびアルコール乱用が一番多く，症例の60〜80%にこれらの既往を有しているという点から，膵炎発症自体のリスク比と原因である胆道疾患のリスク比を調査している。その結果，2型糖尿病群では，非糖尿病群と比較して2.83倍の膵炎リスクおよび1.91倍の胆道疾患リスクを有し，年齢別に見た時に，特に若年（45歳未満）で膵炎リスクが高いという結果を示した。

このことからも，糖尿病患者を診ていく上で，治療内容にかかわらず膵炎のリスクが高いということは心に留めておく必要はある[8]。

悪性腫瘍との関連性

2011年に報告されたElashoffらによる論文では，GLP-1受容体作動薬における膵炎および膵臓がん，さらには甲状腺がんのリスクについて調べられている。また，この研究ではDPP-4阻害薬の発がん性についても同時に評価している。調査は，2004〜2009年にGLP-1受容体作動薬，DPP-4阻害薬に関する有害事象について，米国食品医薬品局（FDA）のデータベースを調査して行われた。

結果としては，シタグリプチンまたはエキセナチドの使用は，報告された膵炎のオッズ比を増加させ，膵がんにおいてもその他の治療群と比較して有意差を示した。しかし，甲状腺がんを含めその他のがんでは明らかな発症の有意差を示さないという結果であった[9]。

このように，当初は甲状腺に対しての発がん性についても指摘され，その後，インクレチン関連薬（GLP-1受容体作動薬およびDPP-4阻害薬）が膵炎や膵がんのリスクを高める可能性も指摘され，懸念が広がった。しかし，その後の複数の観察研究やランダム化比較試験（RCT）でこの関連は否定され，FDAやEMAも現時点ではインクレチン関連薬と膵炎や悪性腫瘍との関連を支

持する確固たるデータはないとの見解を示していた。

　しかし，引き続き安全性の評価が求められていることから，その後も研究は続けられ，2016年にThomsenらは自国の患者登録データや処方データベースなどを用いて症例対照研究を実施している。この検討では，2005～2012年の膵がん新規発症例6,036例と対照群6万360例における各種糖尿病治療薬の使用に関連した膵がん発症のオッズ比を算出し，その結果，各種糖尿病治療薬の非使用者に比べた使用者における膵がん発症のオッズ比は，すべての治療薬群でほぼ同等に膵がんリスクを高めていたという結果となった。

　これらを踏まえ，インクレチン関連薬を含むすべての糖尿病治療薬の使用者で膵がんリスクが同等に上昇しており，各治療薬の作用とは関係なく，独立して糖尿病そのものが膵がんの強い危険因子となっている可能性が示唆されたと述べ，インクレチン関連薬と膵がんが関連するというエビデンスはなかったと結論付けた[10]。

　同年に報告されたAzoulayらの論文では，2型糖尿病患者の膵がんの発症リスクの増加との関係について，スルホニルウレア薬とインクレチン関連薬(DPP-4阻害薬とGLP-1受容体作動薬)とで比較した。この研究は，カナダ，米国，英国で行われた大規模で国際的な多施設共同研究であり，2型糖尿病患者に対しスルホニルウレア薬治療群とインクレチン関連薬での治療群に分けて治療を行い，その後追跡して膵臓がんの発生について評価を行うコホート研究であった。またサブ解析として，膵がん発症リスクがインクレチン関連薬の種類（DPP-4阻害薬およびGLP-1受容体作動薬）または薬剤使用期間によって異なるか否かを評価した。

　結果として，約200万人の追跡期間中，1,221人が新規に膵臓がんと診断された。しかし，2群間で明らかな膵臓がんのリスクに関しての有意差は認められず，DPP-4阻害薬とGLP-1受容体作動薬との比較でもリスクに関して有意差は認めず，使用期間でも明らかな有意差は認めなかった[11]。

　また，同年のGuoらのレビューでは，腫瘍リスクに関してGLP-1受容体作動薬の中でも週1回製剤の臨床的安全性について評価が行われた。解析には約16,000人の患者を含む26の無作為化比較試験が含まれており，週1回製剤のGLP-1受容体作動薬群（アルビグルチド，エキセナチド徐放製剤，デュラ

グルチド）と，その他の治療群（プラセボ，エキセナチド，リラグルチド，インスリン，経口血糖降下薬）とで比較検討が行われた。

結果としては，週1回製剤のGLP-1受容体作動薬は，他の群と比較して腫瘍のリスクを増大させなかった。この結果は，アルビグルチド，エキセナチド徐放剤，デュラグルチドの間において差は認めず，治療期間においても無関係であり，いずれも同様の結果を示すものだった。また，週1回製剤のGLP-1受容体作動薬は，膵がんのみに限らず，その他いずれの組織においても腫瘍リスクを上昇させないという結果であった[12]。

このように，現時点では明確にGLP-1受容体作動薬と悪性腫瘍との関与を示す結果は認めていないものの，糖尿病治療薬としては日の浅い製剤であるがゆえに，観察期間やデータの集積が未だ不足している。また，日本人でのデータも少なく，今後のさらに大規模な集団におけるより長期間の試験が必要であると思われる。

参考文献

1) Nauck MA, Friedrich N: Do GLP-1-based therapies increase cancer risk? Diabetes Care 36(Suppl 2): S245-S252, 2013

2) Byrd RA et al: Chronic Toxicity and Carcinogenicity Studies of the Long-Acting GLP-1 Receptor Agonist Dulaglutide in Rodents. Endocrinology 156: 2417-2428, 2015

3) Singh S et al: Glucagonlike peptide 1-based therapies and risk of hospitalization for acute pancreatitis in type 2 diabetes mellitus: a population-based matched case-control study. JAMA Intern Med 173: 534-539, 2013

4) Egan AG et al: Pancreatic safety of incretin-based drugs--FDA and EMA assessment. N Engl J Med 370: 794-797, 2014

5) Azoulay L et al: Association Between Incretin-Based Drugs and the Risk of Acute Pancreatitis. JAMA Intern Med 176: 1464-1473, 2016

6) Nauck MA et al: Assessment of Pancreas Safety in the Development Program of Once-Weekly GLP-1 Receptor Agonist Dulaglutide. Diabetes Care 40: 647-654, 2017

7) Buse JB et al; for the LEAD-6 Study Group: Liraglutide once a day versus exenatide twice a day for type 2 diabetes: a 26-week randomised, parallel-group, multinational, open-label trial (LEAD-6). Lancet 374: 39-47, 2009

8) Noel RA et al: Increased risk of acute pancreatitis and biliary disease observed in patients with type 2 diabetes: a retrospective cohort study. Diabetes Care 32: 834-838, 2009

9) Elashoff M et al: Pancreatitis, pancreatic, and thyroid cancer with glucagon-like peptide-1-based therapies. Gastroenterology 141: 150-156, 2011

②膵炎，悪性腫瘍

10) Thomsen RW et al: Response to Comment on Thomsen et al. Incretin-Based Therapy and Risk of Acute Pancreatitis: A Nationwide Population-Based Case-Control Study. Diabetes Care 2015;38:1089-1098. Diabetes Care 38: e108-e109, 2015

11) Azoulay L et al; Canadian Network for Observational Drug Effect Studies Investigators: Incretin based drugs and the risk of pancreatic cancer: international multicentre cohort study. BMJ 352: i581, 2016

12) Guo X et al: Tumour Risk with Once-Weekly Glucagon-Like Peptide-1 Receptor Agonists in Type 2 Diabetes Mellitus Patients: A Systematic Review. Clin Drug Investig 36: 433-441, 2016

コラム 5

GLP-1受容体作動薬と用量の話

　GLP-1受容体作動薬の副作用といえば，何といっても嘔気・嘔吐といった消化器症状です。この消化器症状はメーカーの説明では，使用しているうちに徐々に慣れてくるといわれていますが，実際ダメな人はダメですね。なにせ慣れるまで我慢できないですから。ビクトーザ®のように，慣らし運転しながら3段階で増量していく製剤でも，いきなり最小量の0.3mgで吐いてしまう患者さんもおられます。でも，そういう消化器症状が強く出る患者さんが我慢してこの製剤を注射し続けると，驚くほど血糖コントロールがよくなるのも経験します。

　一方，極量を打っても全然へっちゃら，しかも効果も出ない，という患者さんもおられます。おそらくGLP-1受容体作動薬というのは，患者さんによって効き方がかなり違うのではないかと思いました。さらに，もしかしたら消化器症状の強く出る患者さんはGLP-1受容体作動薬がすごく効きやすいのではないかと思いました。

　そこでビクトーザ®の注射メモリを観察してみました。この注射器（フレックスペン）は0.3mgに合わせるのに実は5メモリをカチカチ回すので，要するに1メモリで0.06mg入るという計算になるのです。0.3mgつまり5メモリで嘔気が出て使いにくい患者さんに2メモリ（=0.12mg）で打ってもらうと，なんと！嘔気はほとんどなくなったのに，血糖コントロールは驚くほど改善したのです。もちろん，これは添付文書外使用ということになりますが，少量のクスリで済むというのならこんなうれしいことはありません。

弘世 貴久

111

6.
症例から考えよう

イントロダクション

　2010年にインクレチン関連薬として発売されたGLP-1受容体作動薬は，注射剤であるがゆえに，患者や医師に開始する時点で壁があるのはもったいない事実である。しかしながら，この10年の研究成果は，GLP-1受容体作動薬の血糖依存性インスリン分泌とグルカゴン抑制による食後高血糖是正作用に加えて，新たに膵外作用として食欲抑制，胃排泄抑制といった体重減少につながる作用が報告されている。また，動脈硬化，腎症，神経障害に対する効果も相次いで報告されている。近年GLP-1受容体作動薬の心血管イベントに対する大規模臨床試験が報告されており，2018年米国糖尿病学会(ADA)，欧州糖尿病学会(EASD)にて提示されたガイドラインでは，心血管イベントの既往がある症例にメトホルミンの次の一手として推奨された。

　現在国内では4種類の製剤があるが，これからの糖尿病診療においてどのようにGLP-1受容体作動薬を使用するか，本章では症例の提示とともに解説している。①「経口剤との併用」ではよくあるファーストインジェクションとして口説き方も含めた症例，②「高齢者に在宅で」では，近年糖尿病患者の平均年齢が高齢化している現状で，週1回製剤とデグルデク週3回療法という社会的背景を十分考慮した新しい治療法

Introduction

池原 佳世子

について，③「肥満症例」では，SGLT2阻害薬やメトホルミンとの併用を中心に解説，④「インスリンとの併用」では，強化インスリン療法からのステップダウン，インスリンの離脱，Basal-supported Oral Therapy（BOT）での治療強化を目的とした展開を症例から提示した。

　臨床の現場で，どのようにGLP-1受容体作動薬を使用しているか参考にしていただき，今後の診療に役立てば幸いである。

①経口剤との併用

永嶌 智子

　日常の糖尿病診療の場において，経口剤で治療中に血糖コントロールに難渋する場面に幾度となく遭遇する。昨今，本邦では多種多様な経口血糖降下薬，インスリン，GLP-1受容体作動薬が上市されており，10数年前と比較すると格段に治療選択肢が広がった。そのため医療者は経口剤で治療中のコントロール不良な患者を診療した際，さらに経口剤を追加すべきか，インスリンやGLP-1受容体作動薬といった注射製剤を追加すべきか迷うことが多々あるだろう。本項目では，そういった経口剤で治療中の患者にGLP-1受容体作動薬の長所をいかにして取り入れていくかを，具体的な症例を提示しながら考えていきたい。

症例1

　54歳男性。10年前に会社の健康診断でHbA1c 8.0%，空腹時血糖172mg/dLで糖尿病を初回指摘された。クリニックにてピオグリタゾン（アクトス®）15mg/日が開始され，HbA1c 7%台でコントロールされていた。3年前から業務内容が現場から管理職へ変更になり，仕事が多忙となったことがきっかけに食事量が増加している自覚がある。夕食時間も遅くなり会合も増えたことから，体重が5kg増加，それに伴い徐々に血糖コントロールが悪化した。現在シタグリプチン（ジャヌビア®）50mg/日，アクトス® 15mg/日，メトホルミン（メトグルコ®）2,000mg/日でHbA1c 8.5%，随時血糖250mg/dLと高血糖で推移している。本人には食事内容を改善して痩せたい意欲があるが，できな

①経口剤との併用

表1 症例1のポイント

- 中年期, 働き盛りの男性
- 経口血糖降下薬を多剤使用しているがコントロール不良
- 食事量増加傾向
- 肥満はないが徐々に体重増加をしている
- 本人に痩せたい意思はあるがうまくいっていない
- 経口血糖降下薬のほかにも内服薬あり

いジレンマがある。また, 降圧薬も内服しており, 薬の数が増えることにも抵抗を持っている (**表1**)。

既往歴：40歳から高血圧症

家族歴：父が2型糖尿病

体重歴：20歳時70kg, 最大体重80kg

嗜好品：喫煙10本/日 (20～30歳時), 機会飲酒

合併症：心血管イベントなし, 頸動脈エコーでMAX IMT 1.2mm, 網膜症なし, 腎症1期, 神経障害なし

インスリン分泌能：空腹時血糖180mg/dL, 空腹時CPR 3.5ng /dL, CPI 1.94

現症：身長170cm　体重71kg　BMI 24.6　SBW 63.6kg

　患者は中年期の男性。罹病期間は10年程度とさほど長期ではなく, 合併症の進行は認めない。インスリン治療の絶対的適応は満たさず, 相対的適応は経口血糖降下薬で良好な血糖コントロールが得られない場合という項目のみ該当する。しかし, インスリン分泌能は保てており, 体重増加傾向となっていることから, むやみなインスリン治療は体重増加を助長する可能性がある。本症例は, 現在は肥満を認めないが過去に肥満歴があり, 食事量の増加に伴う体重増加を認めていることから, 食欲抑制効果があるGLP-1受容体作動薬のよい適応と考えられる。体重減少効果としてはSGLT2阻害薬も選択肢に上がるが, 体重減少効果の一方で食事摂取量が増加したとの報告[1,2]が散見されることから, 食欲抑制効果に主眼を置く治療であれば, GLP-1受容体作動薬に軍配が上がる。

115

6. 症例から考えよう

　経口血糖降下薬で治療中の患者に注射剤を勧めると，必ず最初は拒否される。糖尿病治療薬の注射製剤というとインスリン製剤がイメージされやすく，「一生打ち続けなければいけないのでは」，「低血糖が怖い」，「1日何回も注射をしなくてはいけないのでは」，「煩わしい」，という意見が聞かれる。同じ注射製剤でもGLP-1受容体作動薬のインスリン製剤との大きな相違点は，食欲抑制効果，体重減少効果が期待できること，低血糖のリスクが少ないことである。その長所をいかにして患者に伝えるかが導入のカギとなる。

　症例に戻るが，本症例では患者自身が痩せたい気持ちはあるにもかかわらず食事量をコントロールできないという自覚を持っている。そのような患者へGLP-1受容体作動薬を導入する時の口説き文句の一例だが，「食欲を落としてくれて，体重が減るかもしれない注射を試してみないか。一度試して嫌ならいつでもやめていい」と伝えてみることである。大体の場合は，「注射」と聞くだけで拒否反応を示す。なぜ拒否しているのかをしっかり聴取し，患者の不安感を取り除いていくことが導入への一歩である。

　この口説き文句のポイントは，①血糖改善効果を期待する治療であることのみならず，患者が気にしている食事量や体重へ介入できる治療であること，②「試す」，「いつでもやめられる」という言葉で伝えることで，一生打ち続けなければいけないというイメージを払拭しているところにある。

　働き盛りの年代では，注射の煩わしさを気にすることがある。従来GLP-1受容体作動薬の食欲抑制効果，体重減少効果は，短時間作用型の方が長時間作用型よりも優位と考えられていた。短時間作用型はその作用時間からエキセナチドでは1日2回投与する必要があり，1日1回投与の短時間作用型であるリキシセナチドは朝1回投与であるが長時間作用型と比較し午後の血糖上昇抑制効果に劣る。最近の研究では，長時間作用型，短時間作用型にかかわらず一定の食欲抑制効果や体重減少効果が発揮されるとの見解があり[3]，投与がより簡便な週1回製剤から導入することで，患者の注射製剤に対する心理的負荷が低減されるだろう。糖尿病患者は本症例のように糖尿病治療薬のほかに降圧薬や脂質異常症の治療薬など多種類の内服薬を使用している例が多く，内服薬の数が増えることに抵抗感を示す患者も少なくはない。そのような患者の中には注射製剤が導入されるとしても内服薬が1種類でも減らすことがで

①経口剤との併用

きると喜ばれる場合もあるため，一度勧めてみる価値はあるだろう．
　前述した口説き文句に追加し，「注射を打つのは週1回だけ，さらに内服薬1種類減らすことができる」と伝えることで，患者の受け入れは格段に改善するだろう．

症例2

　65歳女性．35歳時の健康診断で高血糖を指摘されるも医療機関受診なく経過．5年前に大腿骨頸部骨折の診断で入院，手術をした際にHbA1c 9.1%，空腹時血糖213mg/dLで初回治療介入となった罹病期間30年の糖尿病．退院後はミチグリニド（グルファスト®）10mg 3T3×毎食直前，メトグルコ®1,500mg/日の治療でHbA1c 7%前後と安定して経過をしている．しかし，最近徐々に腎機能が悪化してきており，メトグルコ®の減量を図りたいと考えている．本人は血液透析導入にならないかと心配している（表2）．
既往歴：60歳時に大腿骨頸部骨折，高血圧症
家族歴：両親が2型糖尿病
体重歴：20歳時50kg，最大体重75kg
嗜好品：喫煙歴なし，飲酒なし
合併症：心血管イベントなし，頸動脈エコーでMAX IMT 1.8mm，網膜症両側AⅡ，腎症3期（随時尿中アルブミン尿381mg/gCr，eGFR 45mL/分/1.73m^2，血清Cr 1.5mg/dL），神経障害あり（両側内踝の振動覚低下，アキレス腱反射低下）

表2　症例2のポイント

・前期高齢者
・罹病期間が長い
・腎機能障害あり
・肥満あり
・インスリン分泌能は保てている

117

インスリン分泌能：蓄尿CPR 45μg/日

現症：身長158cm，体重71kg，BMI 28.4，SBW 54.9kg

　本症例は罹病期間，無治療期間が長い前期高齢者である。現在の治療で血糖コントロールは安定している。しかし，内服中のメトホルミンに関しては，2016年に改訂されたメトホルミンの適正使用に関するRecommendationで「eGFRが30（mL/分/1.73m²）未満では禁忌，eGFRが30〜45の場合にはリスクとベネフィットを勘案して慎重投与とする」と記載されており，投薬調整が考慮される。本症例は高齢者であり今後も腎機能は徐々に低下することが予想され，メトホルミンの減量，中止を検討すべきである。

　代替薬剤を考えるが，腎機能障害がある患者で使用できる薬剤は限定される。DPP-4阻害薬がまず思い浮かぶところだろうが，このような症例でもGLP-1受容体作動薬がよい適応として候補に挙がる。GLP-1受容体作動薬は，腎機能低下症例に減量なく使用できるだけではなく，腎保護作用についても多数報告がある薬剤である[4]。また最近では，慢性腎不全に至る前の本症例のような慢性腎臓病の患者に対し現行治療にリラグルチドを追加したところ，リラグルチド治療群で腎機能を悪化させることなくHbA1cが低下したとの報告[5]があり，腎機能低下例に安心して使用できる薬剤であるといえる。

　本症例では患者自身が血液透析導入について案じており，現在の治療薬では副作用出現のリスクがあること，GLP-1受容体作動薬の腎保護作用について説明し，さらに体重減少効果が期待できることを伝えると，医療者が思っているよりも注射製剤の受け入れが良好な場合がある。

　異なる病態の2症例だが，各々でGLP-1受容体作動薬の長所が発揮される。経口剤から注射製剤へのステップアップは患者心理上ハードルが高いと思われがちだが，メリットをしっかり説明することで，患者受け入れが思いのほか容易な場合もある。

　しかし，GLP-1受容体作動薬は効果のある患者，ない患者がはっきり分かれる薬剤でもある。経口剤と比し高価であることから，使用して効果がないと判断される場合は速やかに他剤に変更することをお勧めする。

①経口剤との併用

参考文献

1) Ferrarini G et al : Energy Balance After Sodium-Glucose Cotransporter 2 Inhibition. Diabetes Care 38: 1730-1735, 2015
2) Nagata T et al: Tofogliflozin, a novel sodium-glucose co-transporter 2 inhibitor, improves renal and pancreatic function in db/db mice. Br J Pharmacol 170: 519-531, 2013
3) 矢部大介：1. GLP-1受容体作動薬の分類と作用機序，使用上の注意点．糖尿病60: 562-564, 2017
4) von Scholten BJ et al: Glucagon-like peptide 1 receptor agonist (GLP-1 RA): long-term effect on kidney function in patients with type 2 diabetes. J Diabetes Complications 29: 670-674, 2015
5) Davies MJ et al: Efficacy and Safety of Liraglutide Versus Placebo as Add-on to Glucose-Lowering Therapy in Patients With Type 2 Diabetes and Moderate Renal Impairment (LIRA-RENAL): A Randomized Clinical Trial. Diabetes Care 39: 222-230, 2016

②高齢者に在宅で
(週1回製剤とデグルデク週3回療法も含めて)

加藤 大介

　平成26年「国民健康・栄養調査」の結果によれば，糖尿病が強く疑われる者の割合は70歳以上では男性の22.3%，女性の17%である[1]。人口の高齢化に伴い高齢者糖尿病患者はさらに増加すると予測される。認知機能やADLの低下した高齢者にとって，経口血糖降下薬の定期的な内服や頻回インスリン自己注射は困難であることが多く，治療をサポートする患者家族や医療従事者にとっても負担が大きい。高齢者糖尿病患者の在宅治療において，特にGLP-1受容体作動薬の週1回製剤は，治療効果および使い勝手の両面から大変魅力的な治療薬である。

　高齢者糖尿病では治療目標は若年者と比べて緩やかに設定されるものの[2]，腎機能障害や心不全などの併存疾患により使用できる薬剤が制限されることも多く，内因性インスリン分泌能の低下が中等度以上の症例では経口血糖降下薬のみでは治療に難渋することがある。HbA1cが9〜10%以上となり，効果が得られないまま漫然とSU薬とDPP-4阻害薬の併用で経過観察となっている症例も日常臨床の場では散見される。一方で，高血糖が持続して糖毒性の状態に至ると，特に口渇中枢が障害され適切な飲水活動を行うことができない高齢者では高血糖緊急症を発症することもあり危険である。

　認知機能障害を伴う症例では治療法変更を含め特に対応に困ることが多いが，本項ではインスリンデグルデク週3回注射とGLP-1受容体作動薬の週1回製剤の併用法を中心として，在宅での高齢者糖尿病の治療について解説する。

②高齢者に在宅で（週1回製剤とデグルデク週3回療法も含めて）

症例

症例：76歳女性

生活社会歴：5年前に夫と死別。現在は次男と同居し、近隣に次女が住んでいる。

嗜好品：飲酒なし、喫煙なし

現病歴：68歳時に健康診断で糖尿病を初めて指摘され、71歳時より経口血糖降下薬の内服を開始したが、通院は不定期であり通院先を度々変更していた。XX年X月X日に口渇感を主訴に近医を受診し、著明な高血糖（HbA1c 9.8%、随時血糖258mg/dL）を認めた。同日よりSU薬を処方されたが、アドヒアランスが不良であるため入院治療が必要と判断され、当院へ紹介となった。

入院時現症：身長155cm、体重62kg、BMI 25.8kg/m^2、標準体重 52.9kg、意識清明、血圧112/60mmHg、脈拍78回/分 整、呼吸数16回/分、体温35.7℃、眼瞼結膜貧血なし、眼球結膜黄染なし、胸腹部に特記すべき異常所見なし、下肢に浮腫を認めない、下肢に潰瘍や胼胝を認めない、足背動脈は両側触知良好、下肢深部腱反射は両側とも低下、下肢振動覚は低下（内踝；右7秒、左8秒）、皮膚ツルゴールは正常範囲

入院時血液検査：（表1）

表1 入院時血液検査

WBC	5,400/μL	Na	142mEq/L	BUN	10mg/dL	HDL-C	41mg/dL
RBC	450万/μL	K	3.9mEq/L	Cr	0.48mg/dL	TG	109mg/dL
Hb	13.6g/dL	Cl	105mEq/L	AST	16U/L	HbA1c	9.2%
Ht	41.5%	TP	6.7g/dL	ALT	8U/L	空腹時血糖	158mg/dL
Plt	17万/μL	Alb	3.7g/dL	TC	210mg/dL		

入院時尿検査：糖（+）、ケトン（-）

蓄尿検査：腎症1期（尿中アルブミン 7.3mg/gCr）、24hr-Ccr 92.8mL/min/1.73m^2、Cペプチド44.2μg/日

眼底検査：網膜症なし

CVR-R：1.56%、ABI：右1.22、左1.26

頸動脈超音波検査：中等度の動脈硬化，max-IMT 右2.3mm，左2.8mm

頭部CT：海馬の軽度萎縮を認める

腹部超音波検査：肝嚢胞，腎結石のほかに特記所見なし

入院後経過：症状を伴う著明な高血糖を認めており，インスリンの相対的適応と判断した。入院後，食事療法（28.7kcal/kg）および糖毒性解除を目的として強化インスリン療法を導入した。蓄尿検査の結果，内因性インスリン分泌能の低下は軽度であった。認知機能の低下（MMSE 26点）を認め高齢者糖尿病カテゴリーⅡに該当することから，糖尿病治療目標はHbA1c 8%未満（下限 7%；対応する下限空腹時血糖値，食後2時間血糖値としておよそ130mg/dL，180mg/dL）に設定した。インスリン自己注射手技の獲得が難しく，入院前の服薬アドヒアランスも不良であったことから，ご家族の注射手技のサポートのもと，週3回のインスリンデグルデク注射（火・木・土曜日）とGLP-1受容体作動薬の週1回注射の併用を目標とした。入院中の血糖値は**表2**の通り推移した。

| 表2 | 入院中の血糖推移 |

日付	朝食前	朝食後	昼食前	昼食後	夕食前	眠前	治療
1					152	336	スライディングスケール
2	218		271		175	326	Gla 4U スライディングスケール
3	203		302		189	315	Asp 2-2-2U Gla 6U
4	198		197		190	209	Asp 4-4-4U Gla 8U
5	154		211		180	147	Asp 4-4-4U Gla 10U
6	149	182	132	185	125	198	Asp 7-4-4U Gla 10U
7	172		159		159	97	Asp 7-4-4U Gla 12U Lira 0.3mg
8	118		108		131	144	Asp 7-2-2U Gla 12U Lira 0.3mg
9	143		132		126	106	Asp 4-2-2U Gla 12U Lira 0.6mg
10	121		95		143	85	Asp 4-2-2U Gla 12U Lira 0.6mg
11	126		144		128	136	Asp 4-2-2U Deg 10U Lira 0.9mg
12	119		122		116	122	Deg 10U Lira 0.9mg
13	87	127	96	123	114	147	Lira 0.9mg
14	140		135		166	144	Deg 8U Lira 0.9mg
15	157		171				Dula 0.75mg

Asp：インスリンアスパルト，Gla：インスリングラルギン，Deg：インスリンデグルデク，Lira：リラグルチド，Dula：デュラグルチド，U：単位

②高齢者に在宅で（週1回製剤とデグルデク週3回療法も含めて）

インスリンデグルデク週3回注射法および GLP-1受容体作動薬週1回製剤との併用法

　作用時間の長いデグルデクの週3回注射は，1週間当たりの合計注射単位数をほぼ同量にすることによりグラルギンの連日注射と同等の治療効果が得られることが，海外の第Ⅱ相試験で報告された[3]。しかし，第Ⅲ相試験ではグラルギン連日注射に対する治療効果の非劣性を証明することができず，低血糖の頻度もデグルデクの週3回注射で多いことが報告された[4]。ただし，この試験では目標空腹時血糖を70〜90mg/dLと厳格に設定していたことから，低血糖の頻度も高かったと推測される。

　一方，22例と症例数は少ないものの，高齢者を対象にデグルデク連日注射とデグルデク週3回注射を比較したわが国の試験では，CGMで測定した7日間の間質液グルコース濃度の平均値および標準偏差に両群で差を認めなかった[5]。また，低血糖（<70mg/dL）と高血糖（>200mg/dL）の持続時間にも両群で有意な差を認めなかった。週3回のデグルデク注射は添付文書上に記載されている用法ではないが，社会資源の有限性や介護者の利便性を考慮して広く行われている現実的な治療法である。

　内因性インスリン分泌能が枯渇には至らず自己のインスリン分泌がある程度期待できる場合，提示した症例のように，糖毒性解除後に各食前の超速効型インスリンをGLP-1受容体作動薬に置き換えられる可能性がある。さらに，週1回製剤へ切り替えを行うことにより，治療をサポートする介護者の負担軽減につながるため，積極的にトライする価値がある。

退院に向けた患者および家族支援のポイント併用法

- 退院調整看護師や栄養士などと協力の上，退院後の医療資源の活用手配（デイケア，訪問看護）や宅配食の導入などを，入院後早い段階で調整し始める。
- インスリンやGLP-1受容体作動薬の注射方法について，退院日から逆算して患者家族への手技指導を開始する。
- 低血糖時の対応，シックデイルール，責任インスリンの考え方（同じ時間帯に低血糖を繰り返す場合のインスリン注射用量の減量方法）などについて，書面にして患者家族（必要に応じて訪問看護師やデイサービスの職員）に説明を行う（下記の例を参照）。

患者家族への退院時指導例

<退院時注射指示>
トレシーバ® 8単位（火・木・土曜日 日中）
トルリシティ® 土曜日 日中

<血糖測定>
血糖測定は1日1〜2回（各食前，各食事2時間後，眠前のいずれかのうち2回）ランダムに測定して下さい。退院後に食事量や運動量の変化により血糖の変動が起こることがあります。その際は下記の指示に従ってインスリン用量を変更（減量）して下さい。

<低血糖時の対応>
動悸，冷や汗，震え，強い空腹感の自覚がある場合には血糖測定を行って下さい。血糖値が70mg/dL以下の時にはブドウ糖10gを摂取させて下さい。手元にブドウ糖がない場合にはジュース（糖入り）やビスケットなどで代用。低血糖が疑われる異常な行動が見られた場合，血糖測定器が手元になければ低血糖に準じて対応。

<同じ時間帯に低血糖を繰り返す場合>
深夜〜朝食前<100mg/dLが2日以上続いた場合 ⇒ 次に注射するトレシーバ®を2単位減量して下さい。

②高齢者に在宅で（週1回製剤とデグルデク週3回療法も含めて）

<シックデイ・ルール>
（感染症などに伴う発熱・下痢・嘔吐による食欲低下・脱水状態の際の対応ルール）

1．食事に関して
食欲が低下している時でも，スープ，お粥，ゼリー，果物など消化の良い食べものを摂取して下さい。脱水を防ぐために，基本的に水やお茶などの糖質が含まれていない水分を1リットル/日以上は摂取して下さい。

2．注射投与量に関して
　【1】持効型インスリン（トレシーバ®）投与量について
　　　　低血糖がない限り，食事摂取量に関係なく指示通りの用量を注射して下さい。
　【2】悪心，嘔吐などの症状がある時は，トルリシティ®の注射を中止して下さい。

3．病院へ連絡または救急外来受診に関して
（1）下記の際には，当科連絡または受診（夜間・休日は病院へ連絡の上，救急外来受診）
　　　1）意識障害があるとき
　　　2）食事摂取がほとんどできないとき
　　　3）上記シックデイが24時間以上続くとき
　　　4）高血糖（300mg/dL以上）が持続するとき

（2）自分のID・保険証を持参の上，病院へ連絡し，受診して下さい。

東邦大学医療センター大森病院　糖尿病代謝内分泌センター　担当医：東邦　太郎

治療上の注意点

　GLP-1受容体作動薬の主な副作用として消化器症状（悪心，嘔吐，食欲不振，便秘，下痢など）が挙げられるが，GLP-1受容体作動薬中止に影響を及ぼす因子として糖尿病罹患年数（15年以上），高度腎機能障害が報告されている[6]。また，70歳以上の高齢者の方が若年者よりもGERD-like symptoms（胃食道逆

流症様症状）をより早期に起こすとの報告もある[7]。

　高齢者では糖尿病罹病期間が長いことが多く副作用発現のリスクも高いため、初めから週1回製剤を開始するのではなく、連日注射のGLP-1受容体作動薬を少量から導入し、漸増して忍容性を確認するのも一つの方法である。例えば、リラグルチドの添付文書では1週間以上の間隔で注射用量を増量することが推奨されているが、入院中で頻回に診察できる環境であれば、提示した症例のように2, 3日毎に副作用の発現に十分注意しながら用量を漸増する場合もある。

　GLP-1受容体作動薬は血糖依存的に効果を発揮するため、単独使用では低血糖発現のリスクは少ないものの、インスリン製剤と併用する際には低血糖に対する注意が必要である。特に自律神経障害の進行した症例や認知機能低下例が多い高齢者では配慮が必要である。無自覚低血糖が疑われる場合には、時折、深夜血糖測定やCGM/FGMの使用も考慮する。

　食欲旺盛で肥満を合併した症例ではGLP-1受容体作動薬の食欲抑制効果は魅力的だが、認知機能障害を伴う高齢者では悪心などの自覚症状をうまく説明できないこともあるため、食事摂取量の極端な減少には注意する。消化管運動抑制作用による高度の便秘やイレウスの発現も念頭に置いて、腹部手術歴の確認を必ず行う。

まとめ

　高齢者糖尿病に対する注射製剤の使用はハードルが高い治療法と考えられがちであるが、効果のないあるいは服薬アドヒアランスが十分に得られないまま経口血糖降下薬を漫然と継続するよりも、良好な治療効果が得られ、かえってサポートする患者家族や医療従事者の負担を軽減できる可能性がある。

　現在、わが国で使用できるGLP-1受容体作動薬の週1回製剤はデュラグルチドとエキセナチド徐放製剤であるが、今後、用量調整が可能なセマグルチドの使用も可能となる予定であり、治療選択肢がさらに広がる。

②高齢者に在宅で（週1回製剤とデグルデク週3回療法も含めて）

参考文献

1) 厚生労働省：平成26年国民健康・栄養調査の結果の概要（https://www.mhlw.go.jp/file/04-Houdouhappyou-10904750-Kenkoukyoku-Gantaisakukenkouzoushinka/0000117311.pdf)
2) 日本糖尿病学会・日本老年医学会編著：高齢者糖尿病治療ガイド2018，東京，文光堂，2018
3) Zinman B et al: Insulin degludec, an ultra-long-acting basal insulin, once a day or three times a week versus insulin glargine once a day in patients with type 2 diabetes: a 16-week, randomised, open-label, phase 2 trial. Lancet 377: 924-931, 2011
4) Zinman B et al: Efficacy and safety of insulin degludec three times a week versus insulin glargine once a day in insulin-naive patients with type 2 diabetes: results of two phase 3, 26 week, randomised, open-label, treat-to-target, non-inferiority trials. Lancet Diabetes Endocrinol 1: 23-31, 2013
5) Nagai Y et al: Efficacy and safety of thrice-weekly insulin degludec in elderly patients with type 2 diabetes assessed by continuous glucose monitoring. Endocr J 63: 1099-1106, 2016
6) Noguchi Y et al: Signals of gastroesophageal reflux disease caused by incretin-based drugs: a disproportionality analysis using the Japanese adverse drug event report database. J Pharm Health Care Sci 4: 15, 2018
7) 板井進悟ほか：リラグルチドの有害事象による中止の危険因子の探索．糖尿病58: 159-166, 2015

③肥満症例
(SGLT2阻害薬やメトホルミンと絡めて，三種の神器)

山本 絢菜

はじめに

　肥満を伴う2型糖尿病や食欲亢進の強い症例の治療には難渋する場合が多い。肥満になると，インスリンの効果が弱くなることで「インスリン抵抗性」が生じ，血糖値が上昇する。インスリン抵抗性の高い糖尿病患者に対してのファーストラインとして使用する機会が多いのはメトホルミンであろう。米国糖尿病協会（ADA）はファーストラインの経口糖尿病薬として，メトホルミンを推奨している[1]。

　2018年にADA/EASDが発表した勧告は，2017年版[2]と比較して大きな変化があった。2017年版では第二選択薬は並列に扱われていたが，2018年版の勧告では動脈硬化性心血管疾患の既往のある2型糖尿病患者において，生活習慣管理，メトホルミンで開始した後に主要心血管有害事象または心血管死を低減させることが証明されている薬剤を追加することを推奨している（図1）[3,4]。現段階で推奨されている薬剤は，SGLT2阻害薬のエンパグリフロジン，カナグリフロジン，GLP-1受容体作動薬のリラグルチドである。これらの薬剤は，主要心血管有害事象を低減することが証明されている[5,6]のみならず，体重減少ないしは食欲抑制の効果があることが示されている。ADAは，体重減少が必要な患者においても第二選択薬はGLP-1受容体作動薬かSGLT2阻害薬を使用すべきとの勧告を出している（図2）[3,4]。

　本項では，肥満症例（SGLT2阻害薬やメトホルミンと絡めて，三種の神器）と題して，肥満症例に対してGLP-1受容体作動薬，その他の糖尿病薬を処方する際のコツについて概説する。

③肥満症例（SGLT2阻害薬やメトホルミンと絡めて，三種の神器）

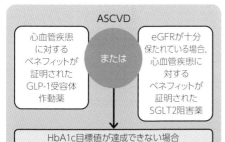

図1 アテローム動脈硬化性心血管疾患（ASCVD）または慢性腎臓病（CKD）を合併する2型糖尿病患者における血糖降下薬の選択

（文献3, 4より）

GLP-1受容体作動薬の減量効果

　インクレチン関連薬であるGLP-1受容体作動薬の，肥満者における減量に対する効果はどれくらいであろうか．

　肥満のある2型糖尿病患者に対して24週間リラグルチドを使用したメタ解析（28件）がある．対照群と比較し，リラグルチド群では平均2.45kg減（P=0.026），BMIは平均-0.86kg/m^2（P=0.024）の減量効果がみられている．体脂肪量は平均して2.01kg（P=0.015），FMI（fat mass index）では0.71kg/m^2（P=0.014）の減少を認めていた[7]．ただし，この報告で使用されているリラグルチドの量

129

6. 症例から考えよう

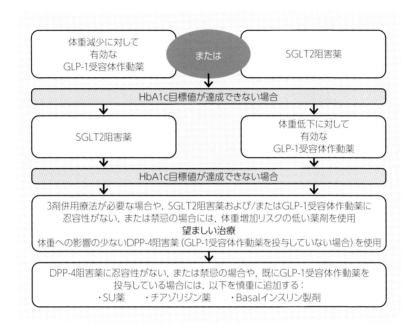

図2 体重の増加を最小限にする,または体重を減少させる必要がある2型糖尿病患者における血糖降下薬の選択

(文献3, 4より)

は3mgであり,日本で承認を受けている0.9mg[注]よりも多い量を使用していることに留意すべきである。(注:本書発行時点で,1.8mg/日まで増量可)

　GLP-1受容体作動薬の週1回製剤では体重減少効果はどうであろうか。2型糖尿病患者1,201人を対象にメトホルミン併用下で,セマグルチドあるいはデュラグルチドをそれぞれ週1回追加投与した時の有効性と安全性を比較検討した第3b相,40週の試験(SUSTAIN 7試験[8])では,ベースライン時の平均体重95kg,BMI (kg/m^2) 33.5からの体重の減少量は,デュラグルチド0.75mg群で2.3kg減少したのに対し,セマグルチド0.5mg群では4.6kg減少し,優れた体重減少効果を示している。

③肥満症例（SGLT2阻害薬やメトホルミンと絡めて，三種の神器）

メトホルミンとGLP-1受容体作動薬，SGLT2阻害薬の併用について

　前述の通り，欧米では2型糖尿病の第一選択薬としてメトホルミンが用いられるべきだとするコンセンサスが得られている。欧米では，インスリン抵抗性優位な肥満を伴う2型糖尿病患者が多いため，安価なインスリン抵抗性改善薬のメトホルミンが第一選択薬となっている。肥満を伴う患者に対して，第二選択薬はGLP-1受容体作動薬とSGLT2阻害薬のどちらを選択するべきであろうか。また，併用により効果は増強されるだろうか。

　SGLT2阻害薬は経口糖尿病薬の中では比較的新薬であり，糖の再吸収を行う近位尿細管のSGLT2を阻害し，糖を尿より排泄することによって血糖値を低下させる。心血管系リスクを低減させるのみならず，体重減少効果もあることが示されている。

　メトホルミン内服中の患者に対してGLP-1受容体作動薬使用群，SGLT2阻害薬使用群，GLP-1受容体作動薬とSGLT2阻害薬を併用群の3つのグループに分けた，ランダム化比較試験（RCT）のメタ解析（695人）がある[9]。メトホルミンを1,500mg以上使用し，HbA1cが8〜12%と血糖コントロール不良な患者が対象であり，経過観察期間は28週間であった。GLP-1受容体作動薬はエキセナチド週1回2mg，SGLT2阻害薬はダパグリフロジン10mgを使用している。観察終了時には，併用療法の患者は平均してHbA1cは2.0%の低下を認めた。エキセナチド単独群では1.6%の低下を認め，ダパグリフロジン単独群では1.4%の低下を認めた。併用療法を行った患者は，体重減少においても，単独群より良好な成績を残した。

　以上の成績からは，メトホルミン，GLP-1受容体作動薬，SGLT2阻害薬の併用は有効であるといえる。GLP-1受容体作動薬は比較的高価であり，嘔気・嘔吐などの副作用がある。SGLT2阻害薬は脱水などの副作用があり高齢者には使いづらい。また，腎機能低下患者に対しては使用に際して注意が必要である。患者の状況に合わせて薬剤選択をしていきたい。

症例：肥満を伴う2型糖尿病・食欲亢進の強い例

　糖尿病歴8年の40代男性。職業はタクシードライバーで，不規則な生活を送っている。身長166.6cm，体重100.2kg，BMI 36.2kg/m^2，血圧138/88mmHg，HbA1c 9.8%，AST 49IU/L，ALT 73IU/L，γ-GTP 99IU/L。

　外来ではメトホルミン，グリニド薬などの経口糖尿病薬でフォローされていたが，徐々に血糖コントロールが悪化してきた。インスリン導入も検討されたが，タクシードライバーであり，低血糖リスクを避けるためにGLP-1受容体作動薬のリラグルチドを選択した。リラグルチドは0.3mgより開始し，嘔気・嘔吐などの副作用のないことを確認し，0.9mgまで増量した。食事運動療法も併せて指導した。

　リラグルチド増量後，半年で体重は5kg減少し，HbA1cも8.0%まで低下した。また，脂肪肝の指標であるALTも低下を認めた。外来で血糖測定を施行したところ，空腹時血糖値は150mg/dL前後で空腹時高血糖を認め，朝食後2時間値は210mg/dLと高値であった。外来でエンパグリフロジンを開始したところ，3カ月後のHbA1cは7.3%に低下し，体重も3kgの減少を認めた。

　高血糖状態が続くと膵β細胞のGLP-1受容体の発現が低下し[10]，効果が不十分となる可能性がある。SGLT2阻害薬の追加で血糖値の改善が得られたことにより，GLP-1受容体作動薬の効果が増強され，よりよい血糖改善が得られたものと考える。

おわりに

　肥満を伴う2型糖尿病患者の治療には悩まされる。GLP-1受容体作動薬は注射のため，患者の抵抗があるケースも多いが，食欲抑制効果や体重減少効果について説明すると，興味を持つ患者も多い。

③肥満症例（SGLT2阻害薬やメトホルミンと絡めて，三種の神器）

参考文献

1) American Diabetes Association: 8. Pharmacologic Approaches to Glycemic Treatment: *Standards of Medical Care in Diabetes-2018*. Diabetes Care 41(Suppl 1): S73-S85, 2018
2) American Diabetes Association: 8. Pharmacologic Approaches to Glycemic Treatment. Diabetes Care 40(Suppl 1): S64-S74, 2017
3) Davies MJ et al: Management of Hyperglycemia in Type 2 Diabetes, 2018. A Consensus Report by the American Diabetes Association (ADA) and the European Association for the Study of Diabetes (EASD). Diabetes Care 41: 2669-2701, 2018
4) Davies MJ et al: Management of hyperglycaemia in type 2 diabetes, 2018. A consensus report by the American Diabetes Association (ADA) and the European Association for the Study of Diabetes (EASD). Diabetologia 61: 2461-2498, 2018
5) Results of the liraglutide effect and action in diabetes – evaluation of cardiovascular outcome results (LEADER) trial. Symptoms 3-CT-SY24 at the 76th Scientific Sessions of the American Diabetes Association (ADA). 13 June 2016
6) Zinman B et al; EMPA-REG OUTCOME Investigators: Empagliflozin, Cardiovascular Outcomes, and Mortality in Type 2 Diabetes. N Engl J Med 373: 2117-2128, 2015
7) Rondanelli M et al: Twenty-four-week effects of liraglutide on body composition, adherence to appetite, and lipid profile in overweight and obese patients with type 2 diabetes mellitus. Patient Prefer Adherence 10: 407-413, 2016
8) Pratley RE et al; SUSTAIN 7 investigators: Semaglutide versus dulaglutide once weekly in patients with type 2 diabetes (SUSTAIN 7): a randomised, open-label, phase 3b trial. Lancet Diabetes Endocrinol 6: 275-286, 2018
9) Frías JP et al: Exenatide once weekly plus dapagliflozin once daily versus exenatide or dapagliflozin alone in patients with type 2 diabetes inadequately controlled with metformin monotherapy (DURATION-8): a 28 week, multicentre, double-blind, phase 3, randomised controlled trial. Lancet Diabetes Endocrinol 4: 1004-1016, 2016
10) Seino Y et al: Sodium-glucose cotransporter-2 inhibitor luseogliflozin added to glucagon-like peptide 1 receptor agonist liraglutide improves glycemic control with bodyweight and fat mass reductions in Japanese patients with type 2 diabetes: A 52-week, open-label, single-arm study. J Diabetes Investig 9: 332-340, 2018

④インスリンとの併用
(離脱，ステップダウン，BOT強化)

吉川 芙久美

はじめに

　従来の糖尿病治療において，経口血糖降下薬3剤以上で血糖管理不十分な患者の次なる一手はインスリンであった。外来インスリン導入が一般的となり，持効型インスリンの登場によりBasal-supported Oral Therapy（BOT）が普及したことで，インスリン導入におけるハードルはひと昔前と比べ格段に下がった。しかし，BOTで治療目標が達成できない場合，Prandialインスリンまたは混合型製剤の追加，すなわちインスリン注射回数の増加が当然の選択で，一度導入された注射からのステップダウンも困難であった。無論，インスリンが糖尿病治療において不可欠なツールであることに議論の余地はない。しかしながら，インスリン療法，特に強化インスリン療法（MDI）に伴う低血糖・体重増加・QOL低下は看過に耐えない問題である。

　2010年のリラグルチド発売を皮切りに糖尿病治療に登場したGLP-1受容体作動薬（GLP-1RA）は，経口血糖降下薬より血糖低下効果が強く，注射製剤でありながら低血糖や体重増加の少ない（図1），まさに内服薬とインスリンの中間に位置する存在として，内服・BOT・MDIの双方向への移行を円滑にしている。本項では，インスリン使用中の患者における症例検討を通じ，治療に多様性をもたらすGLP-1RAの可能性について述べていきたい。

インスリンからの離脱

症例1：49歳男性，BMI 26kg/m²。2年前からBOTで加療している。ここ半年ほどで徐々にインスリンの単位数が減少しており，現在はビグアナイド薬・

④インスリンとの併用（離脱，ステップダウン，BOT強化）

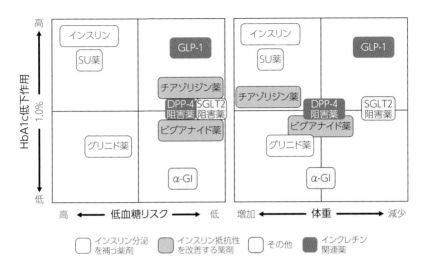

図1 HbA1c低下度と低血糖リスク・体重への影響をもとに考える血糖降下薬のポジショニング
（文献11より引用・改変）

持効型インスリン8単位・超速効型インスリン6-0-4でHbA1c 6.5%程度と良好に経過している。空腹感を我慢することがストレスで，体重がなかなか減らないとの訴えがある。

当初内服での血糖管理不十分でMDIを導入後，血糖改善や減量により糖毒性が解除され，必要インスリン量が減少してきた症例である。GLP-1RAは食欲抑制効果や，内服との併用においてインスリン併用群に比して有意なHbA1c・体重減少作用を示すことが報告されており[1]，本症例のように空腹感や体重増加を訴える患者では有効性が期待される。インスリン注射からGLP-1RAへの切り替えは，注射手技獲得が不要であることも手伝って，患者の受け入れも比較的容易である。

この際，GLP-1RAは決してインスリンの代替薬ではないことは忘れてはならない。GLP-1RAの効果は内因性インスリン分泌能に依存しており，分泌能の低下した症例では十分な血糖降下作用を示さないばかりか，インスリン依存状態の患者ではGLP-1RAへの切り替えにより糖尿病性ケトアシドーシスの

6. 症例から考えよう

発症が報告されている[2]。したがって，インスリンからの切り替えを考慮する際は，安全性の確保とGLP-1RAの十分な効果を享受するためにも，インスリン分泌能を事前に評価することが望ましい。

GLP-1RAが有効な患者（responder）の予測として，Cペプチドインデックス（CPI）やグルカゴン負荷試験（GST）が有効で[3,4]，GLP-1RA導入後のHbA1c＜7.0%達成群のcut-off値はCPI 1.86・GST-⊿CPI 2.34ng/mLと報告されている（図2）[4]。GLP-1RAへ切り替える際のインスリン量は，日本人におけるリナグリプチンでの検討で，総インスリン19単位/日がcut-off値であったとの報告がある[5]。

しかしながら，GLP-1RAの効果は個人差が大きいため，いきなり中止することは危険が伴う。まずは総インスリン量を8割程度減量，GLP-1RAを最小用量で上乗せし，消化器症状や高血糖の出現に注意しながら段階的に切り替えていく。本症例では，持効型インスリン6単位・超速効型インスリン4-0-3に減量，GLP-1RAを最小用量から開始し2-4週間ごとに徐々に切り替え，最終的にインスリンの離脱に成功した。

ステップダウン

症例2：60歳男性，BMI 24kg/m²。50歳頃に糖尿病と診断され，5年前から持効型インスリン14単位・超速効型インスリン10-6-6・DPP-4阻害薬・ビグアナイド薬で加療している。多忙のために服薬や注射のアドヒアランス不良で，HbA1c 7.2%とやや不良である。

治療アドヒアランス不良なMDIの症例。治療アドヒアランスは血糖コントロールと密接に関係し[6]，本症例の血糖管理不良の一端を担っている可能性が高い。一方で，アドヒアランスと注射回数は相関関係にあり[6]，内因性インスリン分泌が良好な症例では（図2），注射回数の減少によりアドヒアランス向上を図ることが血糖改善につながる場合もある。

症例1と異なり必要インスリン量が多く，特に持効型インスリンの離脱は困難と考えられる。しかし，GLP-1RAを併用しステップダウンを図ることで日中の煩雑な手技から解放され，多忙な患者でもアドヒアランスの維持が容易

④インスリンとの併用（離脱，ステップダウン，BOT強化）

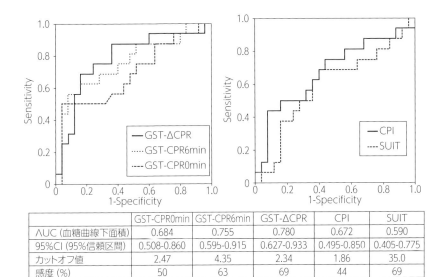

図2 リラグルチド投与1年後のHbA1c 7.0%を達成するためのβ細胞機能関連指標のROC曲線
GST：グルカゴン負荷試験，GST-CPR0min：GST 負荷前 C ペプチド，GST-CPR6min：GST6 分後 C ペプチド，GST-ΔCPR：GST-CPR6min – GST-CPR0min，CPI：C ペプチドインデックス (100 × [空腹時血中 C ペプチド (ng/mL)]/[空腹時血糖値 (mg/dL)])，SUIT：1500 × [空腹時血中 C ペプチド (ng/mL)]/([空腹時血糖値 (mg/dL) – 63)

(文献4より引用・改変)

となり，低血糖回避や体重減少効果からQOLの改善にも寄与する[7,8]．
　実際には，超速効型インスリン各10単位程度でステップダウンを検討する．症例1と同様に，インスリンを8割程度減量（空腹時血糖低値の場合は，持効型インスリンも減量する）し，GLP-1RAを最小用量から追加する．この時，すべての超速効型インスリンの中止に至らない場合がある．特に，必要量が多い朝・夕食前で残存することが多いが，昼食前インスリンが中止されることは患者の生活にとって非常に大きい意味を持つ．また，中止に至らずともインスリン量が減量するため，グリニド薬への置換や，持効型/超速効型インスリン配合注への切り替えといった治療選択の幅が広がる．

6. 症例から考えよう

　本症例では，持効型インスリン12単位・超速効型インスリン8-4-4へ減量の上GLP-1RAを併用し，最終的に昼・夕食前インスリンは中止，朝食前の超速効型インスリン4単位まで減量できたため，グリニド薬に変更した。

BOT強化

　症例3：78歳女性，BMI 22kg/m^2。40代で糖尿病と診断された。数年前から持効型インスリン12単位・DPP-4阻害薬・α-グルコシダーゼ阻害薬（α-GI）・グリニド薬で加療されているが，徐々にHbA1cが悪化している。今回の採血でHbA1c 8.5%・食後血糖250mg/dLと年齢を考慮しても高値となった。中等度腎機能障害があり，ここ最近は認知症の進行が疑われる。

　BOTで加療中の症例。食後血糖改善効果の高い内服薬を多剤導入されているにもかかわらず食後血糖値が高値で，HbA1c上昇につながっている。日本人2型糖尿病は欧米人に比してインスリン初期分泌能が低く[9]食後血糖が高値で，加齢によるβ細胞機能の低下やインスリン抵抗性の増大はさらに病態を悪化させる[10]。このため，BOTの普及とともに空腹時血糖は良好に管理される一方で，食後血糖値の是正が不十分でHbA1c＜7.0%が達成できない症例も散見される。その点，GLP-1RAは血糖依存性に血糖低下効果を示すため，特に食後血糖改善効果が高く，この課題に対抗する手段となり得る。その一方で，本症例はBMI 22とやや低値であり，内因性インスリン分泌能はGLP-1RAのresponder（**図2**）としては不十分である可能性が高い。

　前述の通り，GLP-1RAの効果は内因性インスリン分泌に依存するが，持効型インスリン併用下ではインスリン分泌能に依存せずに血糖コントロールが可能であることが示唆されており[11]，内因性インスリン分泌能が低下した症例でもその効果が十分に期待される。メタ解析において，持効型インスリンとの併用療法はMDIと比較してHbA1cは同等ながら，低血糖リスク・体重減少で優っていたとの報告（**図3**）[8,12]もあり，インスリン分泌不全を病態の首座とする本邦においても，より多くの症例でMDIの前段階としてGLP-1RAの追加が検討される余地がある。

　本症例は，高齢で腎障害・ADL低下が示唆されているが，前項でも述べて

138

④インスリンとの併用(離脱,ステップダウン,BOT強化)

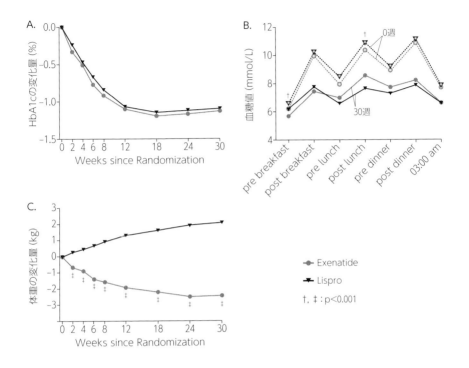

図3 持効型インスリン・エキセナチド併用療法とMDIの30週間の比較
A：HbA1cの変化量,B：0週・30週の7点血糖測定値,C：体重の変化量
(文献12より引用・改変)

いる通りGLP-1RAはいずれの状況においても使用可能で,低血糖予防やQOL維持の観点からはむしろ高齢者に適した治療といえる。無論,消化器症状や食欲低下などの副作用には十分に留意する必要性は常にある。本症例は持効型インスリン10単位に減量,GLP-1RAを上乗せし経過を見ながら漸増し,持効型インスリンを減量した。食後血糖の改善も良好なため,α-GIやグリニド薬の減量・中止も検討していく。

おわりに

　インスリン使用中の患者におけるGLP-1RAの活用について述べた。多くの医師が感じている通り，いかにCPIで評価しようともGLP-1RAの効果は一定でない。ましてや，食欲減退・体重減少となるとますます患者個人差が大きい。しかしながら，インスリン導入・MDIが当然の流れであった糖尿病治療にGLP-1RAが一石を投じ，インスリンをも超えるエビデンスが集積されつつあることは紛れもない事実である。適応や副作用には十分留意した上で，積極的にGLP-1RAが活用され，一人でも多くの患者がその恩恵を享受できることを期待したい。

参考文献

1) Abd El Aziz MS et al: A meta-analysis comparing clinical effects of short- or long-acting GLP-1 receptor agonists versus insulin treatment from head-to-head studies in type 2 diabetic patients. Diabetes Obes Metab 19: 216-227, 2017
2) 石澤香野：1. インスリンからGLP-1受容体作動薬への切り替え後に生じた糖尿病ケトアシドーシス(解説). Diabetes Journal 39: 138-142, 2011
3) Kondo Y et al: Defining criteria for the introduction of liraglutide using the glucagon stimulation test in patients with type 2 diabetes. J Diabetes Investig 4: 571-575, 2013
4) Usui R et al: Retrospective analysis of safety and efficacy of liraglutide monotherapy and sulfonylurea-combination therapy in Japanese type 2 diabetes: Association of remaining β-cell function and achievement of HbA1c target one year after initiation. J Diabetes Complications 29: 1203-1210, 2015
5) Kawata T et al: Is a switch from insulin therapy to liraglutide possible in Japanese type 2 diabetes mellitus patients? J Clin Med Res 6: 138-144, 2014
6) Mashitani T et al: Patient-reported adherence to insulin regimen is associated with glycemic control among Japanese patients with type 2 diabetes: Diabetes Distress and Care Registry at Tenri (DDCRT 3). Diabetes Res Clin Pract 100: 189-194, 2013
7) Yamamoto S et al: Comparison of liraglutide plus basal insulin and basal-bolus insulin therapy (BBIT) for glycemic control, body weight stability, and treatment satisfaction in patients treated using BBIT for type 2 diabetes without severe insulin deficiency: A randomized prospective pilot study. Diabetes Res Clin Pract 140: 339-346, 2018
8) Eng C et al: Glucagon-like peptide-1 receptor agonist and basal insulin combination treatment for the management of type 2 diabetes: a systematic review and meta-analysis. Lancet 384: 2228-2234, 2014

9) Møller JB et al: Body composition is the main determinant for the difference in type 2 diabetes pathophysiology between Japanese and Caucasians. Diabetes Care 37: 796-804, 2014

10) 日本糖尿病学会編著：糖尿病専門医研修ガイドブック 改訂第7版，東京，診断と治療社，2017

11) 浜本芳之：GLP-1受容体作動薬の真の実力とは？～血糖コントロールを超えたベネフィット～. 日本体質医学会雑誌79: 42-46, 2017

12) Diamant M et al: Glucagon-like peptide 1 receptor agonist or bolus insulin with optimized basal insulin in type 2 diabetes. Diabetes Care 37: 2763-2773, 2014

コラム 6

若い医師の目の付け所は違うなあ！

　今年入局したばかりの医師3年目の齋藤学先生に，病棟で世話になっている GLP-1受容体作動薬について思ったことを何でもいいから800字以内で書いてくれとお願いしました。それがこの文章です。

　　　　　　　＊　　＊　　＊

　私の考えるGLP-1受容体作動薬の特徴は注射製剤である点です。高齢者で嚥下機能低下があり薬を内服できない糖尿病患者において，インスリン以外の治療薬の選択肢は上記しかありません。また例えばトルリシティ®は手技が簡単であり，手技を覚えた家族が自己注射できない患者に代わって注射することも容易で，週1回注射であることも家族にとって負担の軽減につながっています。ここに「注射製剤であること」を違った意味で活用した一人の症例を紹介します。

（症例）外来で長年インスリン治療を行ってきた高齢女性の2型糖尿病患者。最近認知機能低下が目立ち，インスリンの単位量の打ち間違えが増えてきた。経口糖尿病薬の併用により必要なインスリンは少なくなり，インスリンを中止しても血糖コントロール自体には大きな問題はなかったが，毎日インスリン注射をすることが生きがいであったようで，インスリン注射を止めることに対して強い抵抗感を示した。家族と話し合い，インスリンの代わりにGLP-1受容体作動薬（ビクトーザ®）を処方，今まで通り血糖測定を行いながら自分で注射を打つという満足感を得ることができた。ダイアルを最大にしても0.9mgまでしか投与できず低血糖の心配もなく，現在も元気に外来通院している。

　もちろん注射製剤だからこそGLP-1受容体作動薬を使いたくない患者様もいます。GLP-1受容体作動薬はインスリン代替薬ではありませんが，経口投与でない特徴を生かした使い方が今後も増えていって欲しいと考えています。

　　　　　　　＊　　＊　　＊

　固まってしまった私の頭とは違い，頭の柔らかい若い医師の発想は興味深いです。新しく，魅力ある製剤が使えるからこそ，こんな考え方も出てくるのですね。経験が邪魔することもあるということを常に気に留めておかなければなりません。

　　　　　　　　　　　　　　　　　齋藤 学，弘世 貴久

コラム 7

GLP-1受容体作動薬は高価な治療なのか？

　GLP-1受容体作動薬が魅力的な薬剤であることは，この書をお読みいただくときっとわかっていただけると思います。しかし，GLP-1受容体作動薬の問題点の一つに，薬剤費が高価であるということが指摘されることが多いです。ヨーロッパのある高名な糖尿病の臨床研究家に，当時のガイドラインはBOTで効果不十分な場合，次にGLP-1受容体作動薬をオンとなっていたので，「なぜ，欧米の注射療法のガイドラインでは，まず基礎インスリンを使用した後にGLP-1受容体作動薬を使うことになっているのか？　GLP-1受容体作動薬の方が血糖値も測らないでよいし，低血糖も少ないからこちらを先に使った方がよいと思いますが？」と尋ねると，開口一番「COST!」と言われました。

　さて，本当に高価なのでしょうか？　日本における薬価を参考にシミュレーションしてみると意外や意外！むしろGLP-1受容体作動薬の方が少し安いという結果になりました。BOTではSMBGが必要ですが，GLP-1受容体作動薬では原則必要ないというところがミソです。思い込みは怖いですよね〜！

弘世 貴久

GLP-1受容体作動薬へ切替	
	1日薬価 (3割負担)
週1回GLP-1受容体作動薬　0.75mg	148.4円
その他の診療報酬	
在宅自己注射指導管理料	650点
注射針	不要
SMBG	不要

1カ月の患者負担額 (3割負担)
6,402円

BOTへステップアップ	
	1日薬価 (3割負担)
DPP-4阻害薬100mg 持効型溶解インスリン18単位	108.1円
その他の診療報酬	
在宅自己注射指導管理料	750点
注射針	153円
SMBG (月20回)	350点

1カ月の患者負担額 (3割負担)
6,696円

図　DPP-4阻害薬効果不十分例におけるGLP-1受容体作動薬導入と
　　持効型溶解インスリン上乗せの医療費比較

※注射針：薬局受取　1本17円
平成31年1月現在の薬価で計算

索　引

【数字・欧文】

1型糖尿病 ……………………………………… 35

2型糖尿病 …………… 26, 56, 58, 84, 108, 128

2型糖尿病を合併していない肥満者 ……… 74

3-point MACE ……………………… 17, 22, 57

ACCORD ……………………………………… 76

ADA/EASD（のコンセンサス/ガイドライン）

………………………… 28, 35, 44, 46, 56, 80

ADVANCE …………………………………… 76

AGEs …………………………………………… 63

ASCVD ………………………… 18, 28, 129

ASCVD合併例 ……………………………… 19

AWARD試験 ………………………………… 59

Aβ ……………………………………………… 69

β細胞機能 ………………………… 137, 138

Basal-supported Oral Therapy … 26, 39, 81,
94, 113, 134

BBB …………………………………… 52, 53

blood-brain barrier ……………………… 52

Bolusインスリン ………………………… 77

BOOST2 ……………………………… 39, 40

BOT ………… 26, 39, 81, 94, 113, 134, 138

cAMP …………………………………………… 65

CGM/FGM …………………………………… 126

CKD ……………………… 19, 28, 61, 129

CKD with diabetes ……………………… 61

diabetic kidney disease ………………… 61

dipeptidyl peptidase-4 ……………… 8, 52

DKD …………………………………… 61, 62

DN ……………………………………………… 61

DPP-4 ………………… 8, 20, 10, 52

DPP-4阻害薬 …… 20, 22, 27, 37, 38, 47, 78,
108, 109, 118

DPP-4阻害薬からの切り替え ………… 22

DUALインクレチン療法 ………………… 39

DUAL I 〜Ⅶ ………… 91, 92, 93, 94

EAGLE試験 ………………………………… 41

ELIXA …………………………………… 28, 59

EMPA-REG OUTCOME ………………… 28

ERA-DM Chapter 2 ……………………… 38

exendin-4 ………………………………… 12, 65

EXSCEL試験 ……………………………… 59

GA ……………………………………………… 41

gastric inhibitory polypeptide ……… 20

GERD-like symptoms …………………… 125

GFR …………………………………………… 61

GIP …………………………………… 20, 95

GLP-1 …………………………………… 8, 20

GLP-1受容体 …………………………… 10, 22

GLP-1受容体作動薬 ……………………… 8

　　　——の特徴 ………………………… 12

　　　——の分類 ………………………… 10

　　　——の薬価 …………………… 24, 25

　　　——の処方状況 ………………… 16

GLP-1受容体シグナル伝達の経路 …… 66

glucagon-like peptide-1 ………………… 8

HDLコレステロール …………………… 32

IDegAsp …………………………… 94, 95

IDegLira ……… 77, 91, 93, 94, 95, 97

IgA腎症 ……………………………………… 61

JDDM 33 …………………………………… 38

LDLコレステロール …………………… 32

LEAD試験 ………………………………… 33

LEAD-5試験 …………………… 34, 41

LEADER（試験）…… 19, 28, 48, 56, 66, 77, 98, 101

LIRA-RENAL試験 …………………… 67

MDI ………………… 84, 88, 89, 134, 138

Prandialインスリン …………………… 134

REWIND試験 …………………… 59

SCALE Obesity and Prediabetes試験 … 71

SGLT2阻害薬 ………………… 18, 19, 128, 131

SUSTAIN（2〜7）…… 29, 33, 57, 58, 73, 77

SU薬 ………………………… 93, 101

　　——との併用 …………………… 32

　　——減量 …………………… 37

tachyphylaxis …………………… 54

VICTORY療法 …………………… 94, 95

weekly製剤 …………………… 43

【あ】

悪性腫瘍 …………………… 108

アテオス …………………… 14

アテローム性動脈硬化症 …………………… 18

アテローム動脈硬化性心血管疾患 ………… 129

アドヒアランス …………………… 81, 97, 136

アナグリプチン …………………… 20

アミロイドβペプチド …………………… 69

アミロイド蓄積 …………………… 69

アメリカオオトカゲ …………………… 12

アルコール乱用 …………………… 108

アルツハイマー病 …………………… 68

アルビグルチド …………………… 103, 109, 110

アログリプチン …………………… 20

アンジオテンシンⅡの産生亢進 …………… 63

安全性 …………………… 98

　　——評価 …………………… 106, 109

胃食道逆流症様症状 …………………… 125

胃腸障害 …………………… 24, 59

胃排泄（排出）遅延（効果・作用）…… 24, 51, 53, 54, 70, 102, 103, 112

胃もたれ …………………… 102

インクレチン関連薬 … 10, 22, 27, 37, 106, 107, 108, 109, 112

インクレチン効果 …………………… 79

インクレチンシグナル …………………… 39

インクレチン増強治療 …………………… 39

インスリン …………………… 58, 76, 142

　　——（からの）離脱 …………… 134, 136

インスリンアスパルト …………………… 94

インスリン依存状態 …………………… 82, 89

インスリングラルギン …… 26, 58, 71, 81, 93, 94, 107

インスリン抵抗性 …………… 69, 70, 82, 128

　　——の増大 …………………… 138

インスリンデグルデク … 76, 81, 82, 93, 94, 95, 122, 123

インスリンデグルデク+リラグルチド ……… 91

インスリン頻回注射療法 …………………… 84

インスリン分泌 …………… 10, 48, 82, 115

　　——障害 …………………… 35

　　——促進 …………………… 17

インスリン療法 …………………… 47, 76

上乗せ …………………… 47, 79, 80, 91

栄養障害 …………………… 50

液性経路 …………………… 51

エキセナチド …… 11, 12, 37, 53, 58, 59, 69, 70, 71, 101, 103, 107, 108, 110

145

索 引

エキセナチド徐放製剤 ················· 109
エキセナチドLAR ······················· 71
エンパグリフロジン ·············128, 132
悪心・嘔吐 ······························· 102
オマリグリプチン ························· 20

【か】
海外用量 ································· 19
介護者 ··································· 123
ガイドライン ·············19, 26, 112
海馬 ·······························49, 68
家族支援 ································· 124
活性型GIP濃度 ·························· 24
活性型GLP-1 ····························· 24
カナグリフロジン ························· 128
基礎インスリン ·······44, 46, 79, 84, 88, 91
　　──サポート ···············86, 88
　　──製剤 ··························· 78
　　──注射 ·····················79, 80
　　──追加治療 ······················ 39
　　──療法 ·····················28, 33
逆流性食道炎 ·····················24, 102
逆流性食道炎様症状 ··················· 102
急性膵炎 ·················106, 107, 108
強化インスリン療法 ········· 81, 91, 95, 134
切り替え ···············27, 47, 135, 136
空腹時血糖 ·················11, 38, 79
空腹時高血糖 ··························· 79
グラルギン ···············33, 40, 123
グラルギンU-100 ························ 39
グリコアルブミン ························· 41
グリニド薬 ···············93, 101, 105

グルカゴン分泌 ·····················10, 48
　　──抑制 ·····················17, 112
グルカゴン様ペプチド-1 ················· 10
経口血糖降下薬 ·········21, 114, 116, 120
経口剤 ·····························37, 114
血液透析導入 ··························· 118
血液脳関門 ······························ 52
血清クレアチニン値 ····················· 66
血糖依存性インスリン分泌 ··············· 112
ケトアシドーシス ························· 35
厳格な血糖コントロール ················· 89
顕性アルブミン尿 ·····················61, 66
顕性蛋白尿 ······························ 61
減量効果 ································· 129
減量治療薬 ······························ 74
抗アポトーシス作用 ····················· 68
抗炎症効果 ······························ 69
口渇中枢 ································· 120
交感神経刺激症状 ······················· 100
高血糖 ·································· 63
　　──緊急症 ······················ 120
　　──是正効果 ······················ 54
抗酸化作用 ······························ 68
甲状腺がん ····························· 108
行動変容 ···························50, 54
抗動脈硬化作用 ·····················48, 57
高度腎機能障害 ························· 125
高度肥満患者 ···························· 74
抗肥満（作用） ·····················49, 81
抗肥満薬 ···············51, 68, 70
高齢者 ·································· 120
高齢者糖尿病患者 ·················82, 120
コンセンサスレポート ·············18, 19, 22

【さ】

最大用量 ································· 19
在宅 ································ 120
サキサグリプチン ····················· 20
酸化ストレス ························· 65
糸球体過剰濾過 ···················· 61, 65
糸球体高血圧 ························· 63
持効型/超速効型インスリン配合注 ········· 137
持効型インスリン ················ 79, 80, 134
持効型インスリンデグルデク ·········· 77, 91
自己管理 ··························· 54
自己注射 ·························· 142
自殺 ··························· 23, 105
脂質マーカー ························· 35
持続性アルブミン尿 ··················· 66
持続性エキセナチド注射剤 ·········· 11, 13
持続的腎代替療法 ····················· 66
シタグリプチン ·······20, 38, 58, 107, 108, 114
シックデイルール ················ 124, 125
失明 ····························· 59
脂肪肝 ···························· 50
週1回（投与）製剤 ·············· 18, 120
週3回注射 ························· 123
収縮期血圧 ························· 32
重症低血糖 ·················· 23, 89, 102
終末糖化産物形成経路亢進 ··············· 63
主要心血管有害事象 ·················· 128
腫瘍リスク ························· 109
消化器（神経）症状 ····24, 32, 57, 89, 99,102,
103, 111, 125
硝子体出血 ························· 59
硝子体内注射 ······················· 59
食行動の改善 ······················· 52

食後血糖 ···················· 11, 79, 138
食後高血糖 ··············· 79, 81, 82, 112
食事療法 ··························· 50
食欲抑制（効果・作用）······49, 50, 51, 54, 70
112, 116, 128, 132
自律神経症状 ······················ 100
新規透析導入 ······················· 61
新規糖尿病治療薬の心血管系疾患発症リスク
評価に関する新基準 ················· 56
腎機能低下（例）················· 65, 118
神経原線維変化 ······················ 69
神経細胞保護効果（作用）··········· 68, 70
神経障害 ·························· 112
神経変性疾患 ······················· 70
心血管イベント ·········· 48, 59, 98, 112
———の抑制効果 ···················· 98
心血管死 ······················ 56, 58
心血管疾患 ························· 58
心血管二次予防 ····················· 43
心血管リスク ····················· 56, 58
進行性DN ·························· 65
腎（組織）障害 ·················· 65, 66
心不全 ···························· 19
腎保護作用 ·············· 49, 66, 118
深夜血糖測定 ······················ 126
膵α細胞 ················· 10, 17, 48
膵炎 ···················· 23, 57, 106, 108
膵外作用 ················· 17, 80, 112
膵がん ·············· 23, 106, 107, 108
———発症 ························ 109
———リスク ······················ 109
膵疾患 ···························· 99
膵臓がん ······················108, 109

147

索 引

膵毒性作用 ……………………… 106
膵内作用 ……………………………… 17
膵β細胞 ………… 10, 17, 48, 100, 101
ステップアップ ……………… 77, 93, 94, 118
ステップダウン …77, 84, 88, 91, 134, 136, 137
スルホニルウレア薬 …………………… 109
責任インスリン …………………… 124
摂食行動 ……………………………… 51
摂食中枢 ……………………………… 80
セマグルチド ………… 33, 54, 57, 58, 73, 98,
126, 130
蠕動運動抑制作用 ……………………… 48
速効型インスリン分泌促進薬 …………… 105
ゾルトファイ ……………………………… 91

【た】

退院調整看護師 …………………… 124
代謝性障害 …………………………… 35
体重減少（効果）…48, 50, 54, 70, 71, 73, 93,
94, 112, 116, 128, 130, 131, 132, 137
体重変化 ……………………………… 29, 71
耐糖能障害 …………………………… 69
タキフィラキシー ……………………… 14
多剤併用 ……………………………… 78
多剤無効例 …………………………… 46
脱感作 ………………………………… 5
多発性嚢胞腎 ………………………… 61
単回注射療法 ………………………… 39
短時間作用型 ……… 11, 29, 54, 103, 116
——GLP-1RA ……………………… 88
胆石（症）……………………………… 24, 108
胆道疾患 ……………………………… 108
チアゾリジン薬 ………………………… 101

注射剤 ……………………………… 37, 116
注射メモリ …………………………… 111
中枢神経 ……………………………… 52, 53
——障害 ……………………………… 100
中枢性食欲低下作用 …………………… 51
長期的心血管アウトカム ……………… 56
長時間作用型 ……11, 29, 33, 53, 103, 116
——GLP-1RA ……………………… 88
腸閉塞 ……………………………… 24, 103
治療アドヒアランス …………………… 91, 95
追加インスリン ……………………… 86, 88
デイケア …………………………… 124
低血糖 …………………… 23, 32, 33, 105, 116
——回避 …………………………… 137
——昏睡 …………………………… 82
——症状 …………………………… 100
——時の対応 ……………………… 124
——リスク …………………………… 23
テネリグリプチン ……………………… 20
テプレノン …………………………… 103
デュラグルチド ……… 11, 14, 54, 59, 73, 81, 82,
109, 107, 110, 126, 130
糖毒性 ……………………………… 120, 135
——解除 …………………………… 95, 123
糖尿病胃不全麻痺 …………………… 24
糖尿病関連腎疾患 …………………… 61
糖尿病合併CKD …………………… 61
糖尿病血管障害 ……………………… 70
糖尿病ケトアシドーシス ……………… 24
糖尿病性腎症 ………………… 59, 61, 62, 112
糖尿病性腎症病期分類2014 ………… 63
糖尿病性腎臓病 ……………………… 61
糖尿病罹患年数 ……………………… 125

148

索　引

動脈硬化 …… 50, 112	頻回インスリン療法 …… 77, 88
投与タイミング …… 81	ファーストインジェクション …… 27, 46
トリグリセリド …… 32	副作用 …… 23
トルリシティ …… 11	服薬アドヒアランス …… 122
トレラグリプチン …… 20	プレプログルカゴン遺伝子 …… 8

【な】

内因性インスリン分泌（能）…… 100, 120, 122, 123, 135, 136, 138

認知機能障害 …… 100, 120, 126

認知機能の改善（効果）…… 49, 68, 70

認知症 …… 49, 68, 82

脳保護効果 …… 68

――メカニズム …… 69

【は】

バイエッタ …… 11

配合剤（注）…… 76, 91, 97

パーキンソン病 …… 70

発がん性 …… 108

ピオグリタゾン …… 91, 114

光凝固治療 …… 59

ビグアナイド薬 …… 101

ビクトーザ …… 11

非致死性心筋梗塞 …… 56, 58

非致死性脳卒中 …… 56, 58

ビデュリオン …… 11

非糖尿病患者 …… 72

非肥満2型糖尿病 …… 20

肥満 …… 50, 70, 128

――を伴う2型糖尿病患者 …… 132

微量アルブミン尿 …… 61

ビルダグリプチン …… 20, 38

プロトンポンプ阻害薬 …… 103

併存疾患 …… 120

併用療法（時）…… 79, 101

便秘・下痢 …… 102, 103

訪問看護 …… 124

ポリファーマシー …… 78

【ま】

末期腎不全 …… 61

慢性腎臓病 …… 18, 118, 129

慢性腎不全 …… 58

脈拍 …… 32

無自覚低血糖 …… 100, 126

無治療期間 …… 118

迷走神経求心路 …… 51

メトクロプラミド …… 103

メトホルミン …… 91, 93, 107, 114, 118, 128, 130, 131

網膜症合併症 …… 59

【や】

夜間低血糖 …… 32

薬剤費 …… 143

薬価 …… 24, 143

用量依存性 …… 102

用量ステップアップ …… 37

【ら】

リキシセナチド ……… 11, 13, 59, 69, 71, 81, 88

リキスミア …………………………………… 11

リナグリプチン …………………………… 20

罹病期間 ………………………………118, 126

リラグルチド …… 11, 13, 33, 37, 39, 40, 51, 52,
53, 56, 57, 65, 66, 69, 70, 73, 76, 81, 84,
86, 88, 91, 93, 94, 95, 98, 103, 110, 118,
126, 128, 129, 132, 134

リラグルチド注射 ………………………… 38

レコメンデーション …………………… 37

連日注射 ……………………………………123

GLP-1 受容体作動薬
宝の持ち腐れにしないための本

2019 年 10 月 1 日	初版第 1 刷発行
2020 年 1 月 10 日	第 3 刷発行

編　著　弘世貴久

発行人　宮定久男

発行所　有限会社フジメディカル出版

　　　　大阪市北区同心 2-4-17 サンワビル 〒 530-0035

　　　　TEL 06-6351-0899 / FAX 06-6242-4480

　　　　http://www.fuji-medical.jp

印刷所　奥村印刷株式会社

ⒸTakahisa Hirose,　printed in Japan 2019

ISBN978-4-86270-173-2

＊ JCOPY ＜(社)出版者著作権管理機構＞

　　本書の無断複製は著作権法上の例外を除き禁じられています。
　　複製される場合は，その都度事前に，(社)出版者著作権管理機構
　　（電話 03-3513-6969，FAX 03-3513-6979，E-mail：info@jcopy.or.jp）
　　の許諾を得てください。

＊乱丁・落丁本はお取り替えいたします。

＊定価は表紙カバーに表示してあります。